U0333337

中国医学临床百家

漆松涛　刘　忆◎著

颅咽管瘤

2024 观点

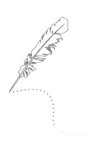

科学技术文献出版社
SCIENTIFIC AND TECHNICAL DOCUMENTATION PRESS

·北京·

图书在版编目（CIP）数据

颅咽管瘤2024观点 / 漆松涛，刘忆著. —— 北京 ：科学技术文献出版社，2024. 9. —— ISBN 978-7-5235-1719-2

Ⅰ．R739. 41

中国国家版本馆 CIP 数据核字第 20240J48K4 号

颅咽管瘤2024观点

策划编辑：帅莎莎　　责任编辑：帅莎莎　　责任校对：张　微　　责任出版：张志平

出　版　者　科学技术文献出版社

地　　　址　北京市复兴路15号　　邮编　100038

编　务　部　（010）58882938，58882087（传真）

发　行　部　（010）58882868，58882870（传真）

邮　购　部　（010）58882873

官 方 网 址　www.stdp.com.cn

发　行　者　科学技术文献出版社发行　全国各地新华书店经销

印　刷　者　北京地大彩印有限公司

版　　　次　2024 年 9 月第 1 版　2024 年 9 月第 1 次印刷

开　　　本　710×1000　1/16

字　　　数　52千

印　　　张　6.25　彩插8面

书　　　号　ISBN 978-7-5235-1719-2

定　　　价　98.00元

序
Preface

韩启德

　　欧洲文艺复兴后，以维萨利发表《人体构造》为标志，现代医学不断发展，特别是从 19 世纪末开始，随着科学技术成果大量应用于医学，现代医学发展日新月异，发生了根本性的变化。

　　在过去的一个世纪里，我国现代化进程加快，现代医学也急起直追。但由于启程晚，经济社会发展落后，在相当长的时期里，我国的现代医学远远落后于发达国家。记得 20 世纪 50 年代，我虽然生活在上海这个最发达的城市里，但是母亲做子宫切除术还要到全市最高级的医院才能完成；

我患猩红热继发严重风湿性心包炎，只在最严重昏迷时用过一点青霉素。20世纪60—70年代，我从上海第一医学院毕业后到陕西农村基层工作，在很多时候还只能靠"一根针，一把草"治病。但是改革开放仅仅30多年，我国现代医学的发展水平已经接近发达国家。可以说，世界上所有先进的诊疗方法，中国的医生都能做，有的还做得更好。更为可喜的是，近年来我国医学界开始取得越来越多的原创性成果，在某些点上已经处于世界领先地位。中国医生已经不再盲从发达国家的疾病诊疗指南，而能根据我们自己的经验和发现，根据我国自己的实际情况制定临床标准和规范。我们越来越有自己的东西了。

要把我们"自己的东西"扩展开来，要获得越来越多"自己的东西"，就必须加强学术交流。我们一直非常重视与国外的学术交流，第一时间掌握国外学术动向，越来越多地参与国际学术会议，有了"自己的东西"也总是要在国外著名刊物去发表。但与此同时，我们更需要重视国内的学术交流，第一时间把自己的创新成果和可贵的经验传播给国内同行，不仅为加强学术互动，促进学术发展，更为学术成果的推广和应用，推动我国医学事业发展。

　　我国医学发展很不平衡，经济发达地区与落后地区之间差别巨大，先进医疗技术往往只有在大城市、大医院才能开展。在这种情况下，更需要采取有效方式，把现代医学的最新进展及我国自己的研究成果和先进经验广泛传播开去。

　　基于以上考虑，科学技术文献出版社精心策划出版"中国医学临床百家"丛书。每本书涵盖一种或一类疾病，由该疾病领域领军专家撰写，重点介绍学术发展历史和最新研究进展，并提供具体临床实践指导。临床疾病上千种，丛书拟以每年百种以上规模持续出版，高时效性地整体展示我国临床研究和实践的最高水平，不能不说是一个重大和艰难的任务。

　　我浏览了丛书中已经完稿的几本书，感觉都写得很好，既全面阐述了有关疾病的基本知识及其来龙去脉，又介绍了疾病的最新进展，包括笔者本人及其团队的创新性观点和临床经验，学风严谨，内容深入浅出。相信每一本都保持这样质量的书定会受到医学界的欢迎，成为我国又一项成功的优秀出版工程。

　　"中国医学临床百家"丛书出版工程的启动，是我国现代医学百年进步的标志，也必将对我国临床医学发展起到积极的推动作用。衷心希望"中国医学临床百家"丛书的出版取得圆满成功!

　　是为序。

2016 年作于北京

作者简介
Author Introduction

漆松涛，南方医科大学南方医院副院长，终身教授，大外科主任，神经外科学术带头人，南方脑科中心主任。博士研究生导师。享受国务院特殊津贴专家，丁颖科技奖获得者，广东省首届名医。

学术成就：

在鞍区和松果体区肿瘤的手术治疗、围手术期治疗、促进神经再生治疗及远期内分泌治疗等领域有多项重要贡献，是具有国际影响力的专家。

社会兼职：

中华医学会神经外科分会副主任委员；中国计算机辅助外科协会副主任委员；中国神经科学学会基础与临床分会副主任委员；中国医师协会胶质瘤委员会常任委员；中华医学会小儿神经外科学组荣誉组长；广东省神经肿瘤学会主任委员。

在人民卫生出版社等出版社出版专著7部，在被SCI收录的期刊上发表论文百余篇，发表中文论文360余篇，参与或主持行业技术专家共识10余份，获得省部（军队）一、二、三等奖12项。在 *Springer* 和 *Bentham Science* 出版社出版专著各1本。

《中华神经外科杂志》《中国微侵袭神经外科杂志》《中国临床神经外科杂志》，*Neurosurgery*（中文版）等杂志的编委、常务编委及副主编。

刘忆，南方医科大学南方医院神经外科主任医师，神经外科医学博士，硕士研究生导师。

学术任职：

中国医师协会神经修复学专业委员会脑积水与脑功能分会委员；广东省医院协会第一届神经外科专业委员会副主任委员；广东省卫生信息网络协会神经外科信息化应用分会副会长；广东省精准医学应用学会类器官与器官芯片分会常务委员；广东省脑发育与脑病防治学会脑积水分会常务委员等。

擅长领域：

主要从事神经内镜颅底外科，擅长内镜下治疗以颅咽管瘤、脑膜瘤、垂体瘤为代表的颅底肿瘤、脑积水、颅内囊性病变等；熟悉脑血管疾病，颅脑外伤等疾病的诊治；对颅咽管瘤、复发难治性垂体瘤的靶向治疗有前沿的临床治疗经验。

科学研究方向：

以颅咽管瘤、垂体瘤为主要研究方向，具体包括颅咽管瘤发生机制、神经炎症致下丘脑功能障碍机制及其重建、衰老认知功能障碍等脑科学研究、垂体瘤侵袭耐药机制、基于肿瘤类器官模型的鞍区肿瘤精准靶向治疗等。

主持国家自然科学基金、省市各级基金 5 项，发表论文 40 余篇，其中以第一通讯作者在被 SCI 收录的期刊上发表论文 20 余篇，包括在 *Neuro-oncology*、*Journal of Neurosurgery*、*Pituitary*、*Neuropathology and Applied Neurobiology* 等国际知名期刊发表原创性论文；编写中文专著 5 部，其中副主编 3 部；英文专著 2 部，其中副主编 1 部；获省部级科技奖励一等奖 2 项、二等奖 2 项。

前 言
Foreword

　　疾病的自然属性与人的社会属性决定了颅咽管瘤治疗的复杂性。在以往看的一些书中，作者对某一疾病发表个人观点时，我心中是有微澜的。我想除非是对疾病的根本原因有所揭示，或是开拓了疗效更为明显的治疗技术 / 方法，否则是不应该有个人观点的，而应基于循证医学的视角，阐述疾病的当代治疗方法。

　　在以往对颅咽管瘤的认识里，颅咽管瘤是一种因解剖因素而不能治愈的良性肿瘤，故手术、放射治疗、囊液抽吸、囊内放化疗等治疗手段，在大多数国家和地区均为该病的一线治疗方法。由于治疗方法混乱、疗效不尽如人意，颅咽管瘤成为人体良性肿瘤中的极端病种，这种情况在中国也不例外。近年来，颅咽管瘤的外科治疗策略和路径愈发繁杂，理论疗效与实际疗效相差甚远，令人生忧。收到编辑的邀请信之后我思绪良多，考虑再三我最终放下在书中不便表达个人观点的看法，应承写稿。做出这个决定有以下几个原因：一是我所在的南方医科大学南方医院神经外科，经过 20 余年的集体努力，在颅咽管瘤的细胞分子水平、胚胎学、解剖学、外科治疗及内分泌功能维护等方面，进行了系统的研究与观察，对颅咽管瘤发生、发展的根本原因有了更明确、更深入的认识，在关键的外科治疗原则与技术方面也取得了颠覆性的进展，并在临床实践中得到了疗效的验证，在被 SCI 收录的期刊中发表论文 30 余篇，受到了国际同行的认可。二是在应邀出版此书的同时，*Springer* 出版社出版的 *Atlas of craniopharyngioma*：*pathology*、*classification and surgery*，全面地展示了我们在颅咽管瘤诊治及基础研究中的特殊观点。三是我们的原创性观点引起了国际同行的极大兴趣。

颅咽管瘤在临床中并不少见，其治疗的困难与复杂程度也引起许多著名神经外科专家的关注与探究。我与同事们专注在此领域 20 余年，对颅咽管瘤这样一个发病率高且严重影响内分泌功能的良性疾病，在诊断、治疗、内分泌功能维护与重建及随访等方面，均花费了大量的人力与物力，前后参与此领域临床与科研的同事超过 30 名。本书中的观点是基于胚胎、组织学及临床特点提出的，因此，此书虽以我个人名义出版，但实际上是我们整个团队的观点，应当在此与同行分享。

本书关于颅咽管瘤的主要观点如下：①颅咽管瘤来自 Rathke's 囊的残存细胞突变或鳞状上皮化生，故肿瘤是起源于神经组织软膜以外的。②已有的分型方法容易引起对肿瘤起源的认识错误，如"三脑室内型颅咽管瘤"的错误观点等。

③颅咽管瘤的分型必须符合胚胎学的观点，这样有利于判定肿瘤的起源，解释肿瘤的不同生长方式，且有利于诊治和评价疾病治疗难度及预后。综合上述情况只有 Q、S、T 分型完全符合外科疾病分型的要求，这是目前逐渐被国际接受，并有广泛应用前景的颅咽管瘤外科分型。④以全切除为目的的外科治疗，应为颅咽管瘤治疗的第一原则。即使复发，患者也应积极追求全切除，只有这样患者才有可能达到治愈并长期无瘤生存的目标。放化疗虽可延缓复发，但同时会导致内分泌功能进一步损伤并增加再次手术的困难，因此在颅咽管瘤的治疗中要十分谨慎，尽量避免这种治疗手段。⑤颅咽管瘤外科根治困难，围手术期病情变化快及长期内分泌功能维护及垂体功能重建等需要较高的医疗技术水平，这决定了颅咽管瘤患者应该在大型的、有丰富经验的神经外科中心进行治疗。⑥外科治疗方法中除了积极的全切除，尽可能完整地对肿瘤做整块切除也是非常重要的。术者保持充沛的体力、保护肿瘤的周边结构、控制术中的风险均是选择颅咽管瘤外科治疗方法应该遵循的原则。开颅手术有更广泛的适应证，并且是其他手术方法失败时的挽救措施，是任何单位和个人必须掌握并依靠的"母技术"。扩大经蝶手术与颅咽管瘤由下向上生长的特点适配度较高，手术更加容易成功且患者有更短的康复期和住院期，故该术式也是颅咽管瘤的重要外科治疗方法。选择符合个体差异的手术入路，并且方便切换是

颅咽管瘤手术能安全成功完成的最大保障。⑦由于颅咽管瘤的手术困难、医生学习曲线长，且患者的生活质量有待提高，颅咽管瘤未来的研究总方向必定是以降低手术难度和维护内分泌功能为目标。⑧对下丘脑组织结构的辨认与保护有助于颅咽管瘤全切除后的功能重建，继而有助于改善患者术后生存质量。我们临床实践的结果表明颅咽管瘤是可以治愈的，大部分患者术后可以有尊严的生活并保持良好的生存状态。尽管只有小部分患者保留住了完整的内分泌功能，但这已经坚定了我们进一步提高颅咽管瘤的诊治水平的信心。

目　录
Contents

对颅咽管瘤进行合理命名

颅咽管瘤对临床医生来说是一种极具挑战性的颅内肿瘤，多位神经外科领域的权威专家曾对其做出如下描述："颅咽管瘤是令人棘手的疾病""颅咽管瘤是颅内唯一不能治愈的良性肿瘤""我们必须尽最大努力去切除颅咽管瘤"。然而，尽管医学技术不断进步，颅咽管瘤治疗困难的现状仍令人沮丧。其主要原因在于：次全切除辅助放射治疗的策略仍是当前针对颅咽管瘤的主流治疗方案，而这一策略并非以治愈为目标。

颅咽管瘤在病理学上被归类为 WHO Ⅰ 级良性肿瘤，那为何以延长生命而非治愈为目标的保守治疗仍是大多数医生采用的策略？原因主要有以下几点。

1. 颅咽管瘤命名目前尚不明确

世界卫生组织（World Health Organization，WHO）将颅咽管瘤定义为：源自 Rathke's 囊上皮的鞍区上皮性良性肿瘤。由于手术切除可能损伤周边重要结构，颅咽管瘤被认为是"具有恶性结局的良性肿瘤"，对其治疗原则和策略临床上存在巨大分歧：积极派认为只有手术全切除才能达到真正治愈的目的，保守派则主张对与下丘脑等重要结构关系密切的肿瘤，应采用放射治疗、囊液抽吸、囊内照射或化疗等保守治疗方法。

实际上，在大多数国家，颅咽管瘤仍被视为"颅内唯一不能治愈的良性肿瘤"，这种观点令神经外科医生倍感困扰。导致这一结果的首要原因是 WHO 对颅咽管瘤的定义不够全面，对其起源及与周边重要结构的真实关系认识不清，甚至存在错误。这些不准确的观点可能导致人们误认为积极的全切除必然会造成下丘脑等重要结构的损伤，从而使大多数医生更倾向于采取保守的治疗方法。

2. 颅咽管瘤命名的演变及分类

颅咽管瘤的命名经历了一个复杂的演变过程，反映了人们对这一疾病认识的逐步深入。历史上，颅咽管瘤曾被称为鞍上胚胎源性肿瘤、垂体囊管肿瘤、Rathke's 管肿瘤、釉源性肿瘤、三脑室内肿瘤、结节漏斗部肿瘤和视交叉前 / 后肿瘤等。这些名称的多样性反映了人们对颅咽管瘤本质认识的不同角度和阶段。

3. 颅咽管瘤的胚胎学起源及其重要性

颅咽管瘤起源于垂体同源的 Rathke's 囊的残存上皮。Rathke's 囊源自原始口凹，从口咽部延伸至三脑室底部，部分将发育成垂体（图1）。值得注意的是，Rathke's囊与神经管分属不同胚胎组织，在胚胎发育过程中约7周后才与神经管相毗邻，而软膜已在4周左右发育完整（图2）。因此，Rathke's囊的残存细胞只能存在于神经系统软膜外，其化生而来的肿瘤从起源和发生来说只可能是神经系统外肿瘤。

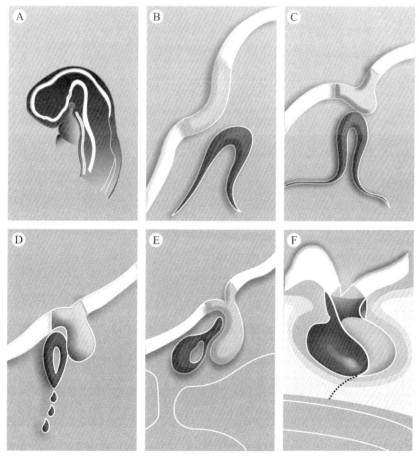

A. 原始胚胎时期；B. 孕1～3周；C. 孕5周；D. 孕12周；E. 孕12～13周；F. 垂体形成，黄色为漏斗（神经垂体），红色为Rathke's囊（腺垂体）。

图1 神经系统发育模式（彩图见彩插1）

　　胚胎发育过程显示：垂体囊（Rathke's囊）与神经管发生组织接触时，神经管已完成软膜覆盖。

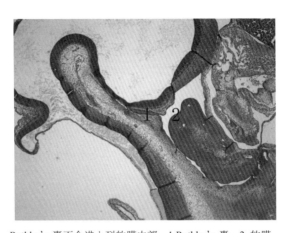

Rathke's囊不会进入到软膜内部。1.Rathke's囊；2.软膜。

图2　胚胎发育7周Rathke's囊与软膜的关系（彩图见彩插2）

　　理解这一关键点至关重要，因为以往文献中出现的许多不当和错误观点，均源于对这一基本问题的认知不足。基于此，我们建议将WHO关于颅咽管瘤的定义修改为：颅咽管瘤是起源于神经组织软膜外的Rathke's囊残存组织或其化生而来的脑外良性上皮性肿瘤。

　　对颅咽管瘤的认识历程反映了医学科学的发展。从1857年德国病理学家Zenker首次发现颅咽管瘤，到1904年Jakob Erdheim证实其来源于颅咽管的残存上皮，再到1934年现代神经外科先驱Harvey Cushing将其命名为颅咽管瘤（craniopharyngioma），经历了漫长而曲折的研究过程。这一过程不仅体现了人们对颅咽管瘤本质认识的深化，也为今后的研究和治疗指明了方向。随着这些研究的不断深入，相信在未来会有更加精准和有效的治疗策略，能更好地改善患者的预后和生活质量。

（漆松涛　刘忆　汪潮湖　整理）

颅咽管瘤的临床与基础研究

颅咽管瘤手术对外科医生来说具有极高的挑战性，术后针对患者的内分泌功能重建是长期的临床工作重点，而治疗下丘脑功能障碍则是难点。因此，颅咽管瘤的临床与基础研究应以保证全切除为前提，以降低手术难度、提高生存质量为目标。具体研究方向包括：①降低手术难度；②保护下丘脑功能；③建立简便有效的垂体内分泌重建方案。

4. 颅咽管瘤的形态及病理研究

对于颅咽管瘤这一复杂而难治的外科疾病，正确理解其组织形态和解剖病理是最基本的。颅咽管瘤是常见的非神经上皮来源的鞍区肿瘤，2021 年第五版《WHO 中枢神经系统肿瘤分类》将其分为成釉上皮型颅咽管瘤（adamantinomatous craniopharyngioma，ACP）和鳞状乳头型颅咽管瘤（papillary craniopharyngioma，PCP），并称这是两种不同的鞍区肿瘤而非颅咽管瘤的两种亚型，且这两种肿瘤在形态及病理上存在显著差异。

成釉上皮型颅咽管瘤大体上以囊实性病变为主，囊液多呈黄褐色机油样，囊壁表面可见沙砾状或点片状钙化，部分肿瘤实质内可见巨大块状钙化。鳞状乳头型颅咽管瘤则多为实性病变，且几乎均见于成人患者，少部分为囊性病变，在 MRI 上表现为小囊桑葚样小结节，囊液多为淡黄色且较清亮，肿瘤实质内无钙化或仅有小片状细小钙化点。

在病理学特征方面，成釉上皮型颅咽管瘤典型表现为栅栏样细胞围绕形成的分叶状结构，内部可见星网状细胞、涡轮状细胞、湿性角化物及不同程度的囊腔和钙化（图 3），部分区域可见胆固醇结晶及大量炎症细胞浸润。鳞状乳头型颅咽管瘤的病理特征相对单一，主要表现为复层鳞状上皮形成的假乳头样结构，中间为纤维血管芯，有一些间质血管及炎症细胞浸润，在纤维血管芯外的一层细胞称为基底细胞（图 4）。

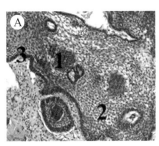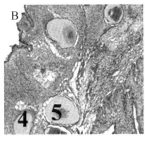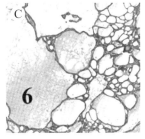

1. 涡轮状细胞；2. 星网状细胞；3. 栅栏样细胞；4. 湿性角化物（鬼影细胞）；5. 钙化；6. 囊变。

图 3　成釉上皮型颅咽管瘤病理特点（彩图见彩插 3）

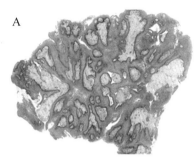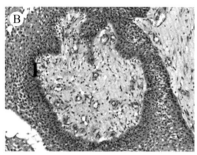

1. 基底细胞。

图 4 鳞状乳头型颅咽管瘤病理特点（彩图见彩插 4）

5. 颅咽管瘤与下丘脑间的病理组织学关系

颅咽管瘤与下丘脑 – 垂体柄 – 垂体系统间存在密切的解剖和病理关联。为深入理解这种关系，首先需要明确颅咽管瘤的本质：它源自口凹上皮，而非神经上皮来源，属于软膜外肿瘤。

根据颅咽管瘤的解剖起源位置，可将其分为 Q、S、T 三种类型。其中，T 型肿瘤起源于垂体远侧部，靠近结节部顶端，主要影响下丘脑区域，这种特定的解剖位置决定了颅咽管瘤与下丘脑之间存在以下两种主要的病理形态学关系。

（1）卯榫样结构：在肿瘤起源点处，肿瘤可能突破原有的软膜屏障，侵入三脑室底部的神经组织。在组织学上，通过 HE 染色可观察到肿瘤呈指状突起深入三脑室底，类似中国古代木质家具中卯榫样结构。值得注意的是，在肿瘤与三脑室底神经层之间通常存在一道胶质增生带，能起到阻隔作用。

（2）沙滩样结构：在肿瘤非起源点处，肿瘤壁与三脑室底神经层之间保留完整的软膜，形成清晰的界限，类似于海水涨潮后与沙滩形成的交界，便于手术分离。HE 染色显示肿瘤与三脑室底并行生长，但未相互侵犯。在某些病例中，可观察到肿瘤与三脑室底神经组织之间存在一道裂隙，软膜保持完整，这种特殊情况被称为"护城河样结构"。

这些病理形态学特征不仅反映了颅咽管瘤与周围神经组织的复杂关系，也为手术策略的制定和预后评估提供了重要依据。

6. 关于颅咽管瘤分子水平的研究意义

近年来，通过基因敲除小鼠模型及其他分子生物学技术，研究人员已基本阐明了两种类型颅咽管瘤的发病机制。成釉上皮型颅咽管瘤的发病机制主要是 Rathke's 囊前体细胞的 *CTNNB1* 基因上 exon3 发生突变，导致 β-catenin 蛋白无法被降解从而持续入核，激活了经典 Wnt 信号通路，最终引发肿瘤形成。而对鳞状乳头型颅咽管瘤进行全外显子测序分析发现其中 90% 以上都存在 *BRAF V600E* 突变，通过持续激活 MAPK 信号通路从而诱发肿瘤。目前，国内外已有针对鳞状乳头型颅咽管瘤 *BRAF V600E* 突变的靶向治疗报道，并取得了一定的临床效果。

（1）建立永生化颅咽管瘤细胞系的意义

鉴于颅咽管瘤是良性肿瘤，其原代细胞存在培养困难、增殖缓慢、传代周期长等特点，难以满足基础研究需求。因此，建立稳定、表型一致的永生化颅咽管瘤细胞系具有重要意义。目前，国际上尚无永生化人颅咽管瘤细胞系的报道。南方医科大学南方医院（简称：南方医院）神经外科经过数代人几十年的探索，通过改良原代细胞培养方法、筛选合适的永生化载体和基因，已成功培养出永生化人成釉上皮型和鳞状乳头型颅咽管瘤细胞株。这一成果对推动颅咽管瘤基础研究，特别是在肿瘤的发生发展机制及药物靶向治疗方面，具有重大意义。

（2）决定成釉上皮型颅咽管瘤的生长关键细胞——干细胞样细胞

在成釉上皮型颅咽管瘤中，存在一群特殊的细胞，临床上将其称为涡轮状细胞或指轮状细胞。这些细胞主要位于肿瘤与下丘脑接触的前缘，被认为是此型肿瘤的生发中心，β-catenin 核转位现象就主要出现在这群细胞中。据文献报道，这类细胞具有干细胞表型，如 CD44 和 CD133 阳性表达。我们以 CD44 为标志物对成釉上皮型颅咽管瘤原代细胞进行免疫磁珠细胞分选，并对分选出的肿瘤干细胞样细胞进行功能试验。结果表明，这类细胞具有多向分化潜能，可在不同条件下向成骨和成脂方向分化。此外，将原代细胞和肿瘤干细胞样细胞分别注入小鼠皮层下，发现只有肿瘤干细胞样细胞能在小鼠颅内形成新的肿瘤，而原代细胞则不能。这一发现凸显了肿瘤干细胞在颅咽管瘤发生发展中的重要作用。

（3）颅咽管瘤的基础与临床转化研究

基础研究的最终目标是实现临床转化应用。鉴于两种类型颅咽管瘤均存在关键基因突变，针对这些突变的靶向治疗将成为未来临床转化研究的重点。目前，针对 *BRAF V600E* 突变的靶向疗法已在鳞状乳头型颅咽管瘤的临床治疗中进行尝试，并取得了良好效果。然而，针对 Wnt 通路的靶向疗法在成釉上皮型颅咽管瘤的治疗中还尚无报道。南方医院基于肿瘤类器官药物筛选方面的工作已展现出对颅咽管瘤进行靶向治疗的希望，尽管道路仍然漫长。

此外，肿瘤干细胞样细胞不仅被认为是颅咽管瘤发生发展的中心，还是颅咽管瘤内炎症因子的主要来源。颅咽管瘤内的炎症反应是导致患者垂体功能低下和肿瘤粘连的关键因素。因此，抑制肿瘤干细胞样细胞生长有望优化围手术期管理，降低手术难度，改善患者术后的内分泌功能。

（漆松涛　刘忆　汪潮湖　整理）

颅咽管瘤的起源及分型

7. 颅咽管瘤起源于软膜外且生长方式具有差异性

Rathke's囊源于原始口凹，自口咽部延伸至三脑室底部，其部分组织将发育成腺垂体。值得注意的是，Rathke's囊与神经管分属不同胚胎组织。在胚胎发育过程中，Rathke's囊约在第7周才与神经管相邻，而软膜则在第4周即已发育完整。因此，Rathke's囊的残存细胞只能存在于神经系统软膜外，由此化生而来的肿瘤从起源和发生学角度来看，只可能为神经系统软膜外肿瘤。准确理解这一关键点至关重要，因为以往文献和观点中存在的错误或不当之处，均源于对此认识的不足。基于此，我们建议将世界卫生组织关于颅咽管瘤的定义修改为：颅咽管瘤是起源于神经组织软膜外的Rathke's囊残存组织或其化生而来的良性上皮性肿瘤。

从起源角度分析，颅咽管瘤与三脑室底之间至少有一层软膜相隔。根据起源位置的不同，有时还会有鞍膈、外层蛛网膜、垂体柄袖套、内层蛛网膜等其他膜性结构与三脑室底相隔。因此，严格意义上的三脑室内型颅咽管瘤和结节漏斗部颅咽管瘤是不存在的（图 5）。同一起源的颅咽管瘤可能呈现不同的生长方式，这与起源位置周边的膜性结构（如鞍膈孔大小与位置、垂体柄袖套的完整性、蛛网膜结构等）的个体差异密切相关。因此，即使是起源于相同部位的肿瘤，其形态也可能存在较大差异（图 6）。

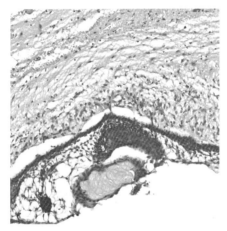

图 5　肿瘤与三脑室底壁关系，肿瘤位于软膜外（彩图见彩插 5）

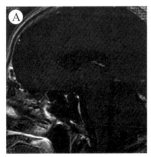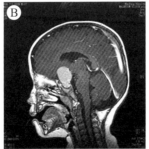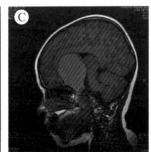

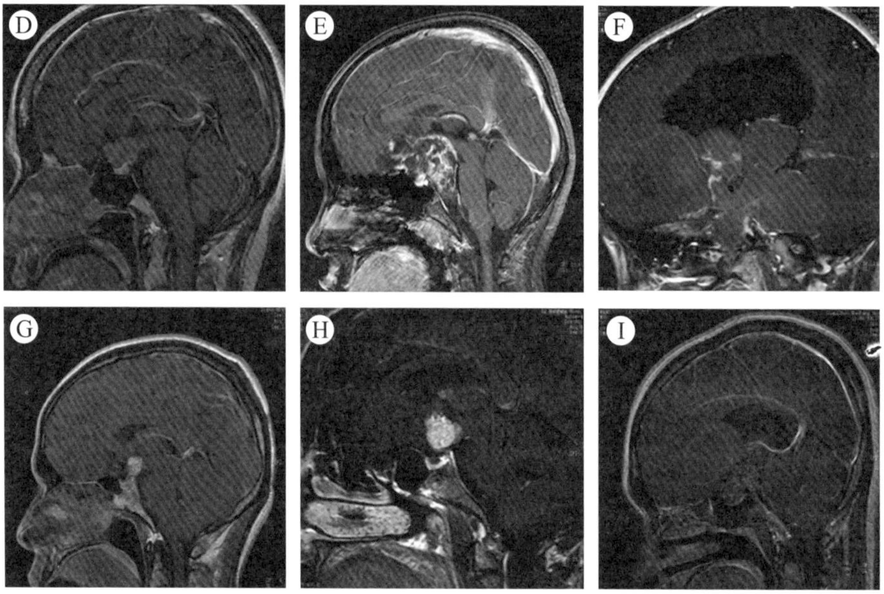

A～C. Q型颅咽管瘤；D～F. S型颅咽管瘤；G～I. T型颅咽管瘤。

图6 同一起源的肿瘤形态可能会不同

从外科角度来看，Rathke's囊纵轴方向与神经管起源的组织相邻，从下往上依次为神经垂体、垂体柄及属于三脑室神经组织结构的漏斗部。当肿瘤起源于垂体窝时，受到鞍膈及垂体囊的限制，呈适形性生长。若鞍膈张力小且宽大时，肿瘤易向上生长；当鞍膈孔较大时，甚至可突入鞍膈孔往鞍上生长。值得注意的是，由于两侧硬膜囊（海绵窦内侧壁）的限制，原发性颅咽管瘤一般不会出现垂体瘤样突入海绵窦而包裹颈内动脉的现象。

起源于鞍上垂体柄中份残存Rathke's囊上皮细胞的肿瘤，其生长主要受垂体柄袖套完整性及厚薄的影响；而当肿瘤突入脑池内生长时，则与各边界内层蛛网膜（如Liliquist膜、桥前池膜等）

的完整性及个体差异相关。肿瘤的外形及生长范围差异较大，这也是正确辨别每例颅咽管瘤所属分型仍需较多临床经验和面临困难的原因之一。

生长于垂体柄袖套上方的肿瘤易受到袖套膜和结节部蛛网膜小梁的限制，向三脑室方向生长，甚至可能占据整个三脑室空间。由于组织的厚薄差异，无论是影像学检查还是术中显微镜下观察，都难以辨认肿瘤与三脑室底的边界，因此人们容易误认为此类肿瘤起源于神经组织。该类肿瘤与神经组织的界面接触方式由周边内层蛛网膜的密度和软膜的厚薄共同决定，但需要明确的是，肿瘤起源于神经组织外，分隔肿瘤与神经组织之间的膜性结构可能不完整，但不会完全消失。

8. 对颅咽管瘤与垂体柄关系的正确理解是手术操作的关键

Rathke's 囊与垂体柄长轴方向一致，两者之间存在密切的解剖关系，这种特殊的空间位置关系决定了颅咽管瘤，尤其是鞍上区生长的颅咽管瘤必然会与垂体柄形成复杂的毗邻关系。然而，关于颅咽管瘤是侵袭性破坏垂体柄还是在其实质内生长，以往的文献中鲜有详细探讨或准确描述，这种认知缺失导致了许多不当的表述，特别是在描述垂体柄时常出现错误。

垂体柄的漏斗部作为神经组织结构，是三脑室和下丘脑的延续，主要由下丘脑室上核和室旁核的大细胞神经元轴突纤维构成，外层被完整的软膜包裹。在鞍上部分，垂体柄通过软膜与垂体远侧部相邻。值得注意的是，鞍上区颅咽管瘤可能源自这一区域潜在的 Rathke's 囊残存细胞，而非起源于漏斗部。

此外，颅内段垂体柄不仅自身被完整软膜覆盖，还因外层蛛网膜的内向折叠形成了一个由外向内延伸的袖套结构（图 7）。这种独特的解剖特征进一步复杂化了颅咽管瘤与垂体柄之间的关系。

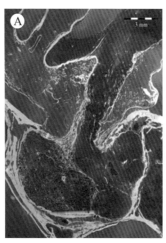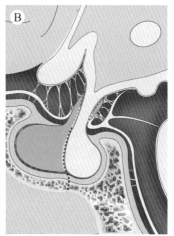

图 B 中蓝色：硬膜；绿色：蛛网膜；黄色：软膜；紫色：室管膜。

图 7　垂体柄及结节漏斗部天狼星红染色（彩图见彩插 6）

根据蛛网膜袖套对鞍上区垂体柄的覆盖情况，可将其分为袖套外段、袖套间段和袖套内段三个部分。由于袖套内段垂体柄在蛛网膜下隙，周边有内层蛛网膜束带附着，故又称之为疏松部垂体柄。鉴于蛛网膜外间隙为潜在间隙，因此在影像学检查中通常仅可观察到袖套间和袖套内两段。袖套内段存在大量内层蛛网膜系带，其显著的个体差异，对毗邻部位颅咽管瘤的生长方式具有决定性影响。

从横断面观察（图 8），垂体柄实际上被完整包裹在软膜下的神经纤维中。由于个体差异，蛛网膜袖套的厚度和密度各不相同，在矢状长轴方向上可明确区分袖套的长短，即袖套间段和袖套内段的长度在个体间存在差异。部分个体的袖套几乎全程严密包裹垂体柄，甚至延伸至漏斗部；而另一些个体仅由外层蛛网膜反折形成窄小的环状袖套，在垂体柄中下部即终止。然而，无论如何，袖套内段均存在丝、索、带、膜等不同形态的内层蛛网膜与下丘脑底部相连。Rathke's 囊的残存细胞位于垂体柄及其相连的漏斗部软膜外、蛛网膜间。

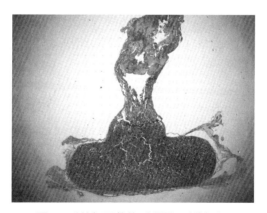

图 8　垂体柄冠状位（彩图见彩插 7）

从微观结构来看，蛛网膜相比软膜明显厚实。因此，当肿瘤生长时受到蛛网膜袖套的约束，可能会向软膜突破并与软膜下的神经组织接触。但是，不应错误地认为肿瘤起源于神经组织结构内，如"漏斗型""三脑室内型"等不恰当的定义，这些误解通常会导致诊断和治疗的偏差。从垂体柄及其袖套的角度来看，除起源部位外，肿瘤还主要在袖套间扩张生长。当蛛网膜薄弱或疏松时，肿瘤倾向于突入蛛网膜腔内生长。因此，通常仅在起源点附近软膜消失或肿瘤突破软膜与垂体柄神经组织发生接触并产生胶质增生，而在毗邻区域向远处逐渐过渡到完整可见的软膜。对大多数肿瘤而言，这仅表现为穿垂体柄袖套生长。

基于上述认识，所有颅咽管瘤患者的垂体柄在术中均能被发现，但部分患者的垂体柄被肿瘤严重累及，此情况下严重受累的垂体柄应连同肿瘤一起切除以保证肿瘤全切，减少术后复发。对于鞍上起源的颅咽管瘤，必须根据肿瘤的确切起源部位判断其与垂体柄的关系，并采取相应的处理措施。

根据横断面观察到的肿瘤与垂体柄的关系，手术切除可分为以下三种情况：①软膜完整或可辨识，肿瘤位于神经组织软膜外，可保留垂体柄基本完整（图 9）；②软膜中断，连续性被破坏，肿瘤与垂体柄组织接触面较广，垂体柄仅残存少量纤维，保留不足以维系正常功能；③软膜消失，肿瘤与垂体柄神经组织直接接触，出现明显的胶质增生，垂体柄结构难以辨认，此时不能保留垂体柄，必须以根治性切除肿瘤为首要目标。

从矢状位观察：肿瘤起源于软膜外，在蛛网膜下穿袖套生长（图 10）。由于袖套的厚度及个体完整性存在差异，肿瘤既可能突破软膜与垂体柄神经组织发生接触并产生胶质增生反应，也可能从蛛网膜袖套的薄弱处突入蛛网膜腔内生长（图 11）。

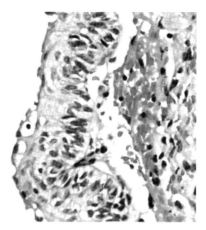

图 9　肿瘤位于神经组织软膜外，软膜完整（彩图见彩插 8）

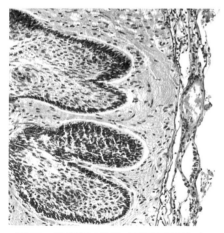

图 10　肿瘤突破软膜（彩图见彩插 9）

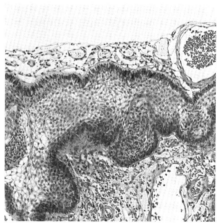

图 11　肿瘤突入蛛网膜腔
（彩图见彩插 10）

9. 厘清颅咽管瘤与三脑室及三脑室底的关系，是颅咽管瘤外科治愈的关键

颅咽管瘤与下丘脑的关系一直是该疾病研究和治疗的核心问

题。有学者认为，颅咽管瘤不仅累及下丘脑，甚至可能起源于下丘脑组织，这是导致其治疗困难甚至难以根治的根本原因。根据三脑室底的变形和受压程度，可将颅咽管瘤累及下丘脑的程度进行分级，累及程度越严重，治疗效果往往越差。目前的主流观点是，对于严重累及三脑室底和下丘脑的病例，不宜采取全切除等激进治疗，而应考虑放射治疗、化疗、囊液抽吸、囊内照射、免疫治疗等相对保守的治疗方案。

鞍区解剖结构复杂，空间狭小。尽管颅咽管瘤可在鞍上、鞍下区域起源和生长，但与三脑室底及下丘脑毗邻，甚至肿瘤推挤、突入并占据三脑室空间的病例比例高达 67%。这也是目前颅咽管瘤大部分仍难以根治的主要原因之一。因此，厘清颅咽管瘤与三脑室底及下丘脑的解剖关系至关重要。

根据胚胎学理论与 Rathke's 囊、神经系统和软膜发育的时间顺序，颅咽管瘤应属于神经组织软膜外起源的肿瘤。由于其与神经组织毗邻，且软膜相对蛛网膜薄弱，部分肿瘤在生长过程中可突破软膜屏障而突入神经组织内。然而，这种突入主要是由机械因素导致，而非源于组织细胞起源或生物学行为。

通过 MRI 影像学分析可见，即便是典型的"三脑室内型"颅咽管瘤（图 12），其实质仍位于三脑室室管膜外（图 13）。肿瘤与三脑室及三脑室底多呈推挤关系，不同类型的颅咽管瘤与三脑室底之间存在不同的解剖关系：Q 型是鞍膈下起源的肿瘤，与三脑室底间有多层膜性结构相隔；S 型是起源于垂体柄袖套间段的颅咽管瘤，与三脑室底间至少有内层蛛网膜和软膜相隔（图14）；T 型颅咽管瘤则较为复杂，可能形成卯榫样结构，但仍至少有内层蛛网膜或垂体柄袖套膜的上缘约束（图 15）。

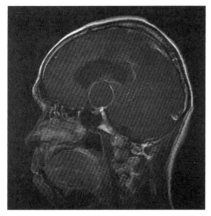

图 12　既往被认为是三脑室内型的
T 型颅咽管瘤

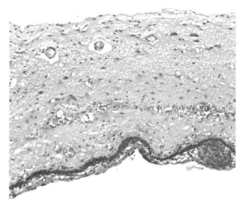

图 13　既往被认为是完全三脑室内型的肿瘤，
实际位于三脑室室管膜外（彩图见彩插 11）

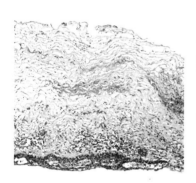

图 14　S 型肿瘤与三脑室底中间存
在内层蛛网膜、软膜相隔
（非起源点）（彩图见彩插 12）

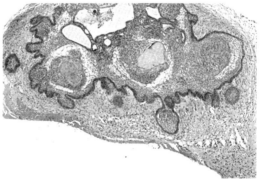

图 15　T 型颅咽管瘤与三脑室底的关系
（起源点）（彩图见彩插 13）

综上所述，颅咽管瘤属于神经组织外起源肿瘤，不可能源于三脑室、三脑室底或漏斗部等神经组织。当肿瘤较大时，可能会突破部分软膜侵入三脑室底并占据三脑室空间，但还是会被完整的三脑室内膜所覆盖，肿瘤实质上仍位于三脑室外。明确肿瘤的神经组织软膜外起源特性对制定外科治疗策略和选择手术入路具有重要意义。

基于对 1500 余例病例的组织学分析，笔者明确指出：未发现任何源于神经组织内的颅咽管瘤病例，所有病例均可安全切除颅咽管瘤。这一观点为改变将颅咽管瘤误认为神经组织起源或生长于神经组织内的传统认知提供了重要依据，有助于提高对这一复杂疾病的认识和治疗水平。

10. 颅咽管瘤的 Q、S、T 分型及意义

一个理想的外科疾病分型系统应具备以下特征：①反映疾病的起源及组织学特点；②临床表现和影像学特征与分型相符；③有助于制定合理的治疗策略；④能指导手术入路的选择并预判治疗难度；⑤能准确判定预后；⑥有利于同行间对病例进行比较与交流。目前，仅有 Q、S、T 分型系统满足上述全部 6 项标准。

在胚胎发育过程中，Rathke's 囊的演变导致其与神经组织，尤其是神经垂体、垂体柄及三脑室底的漏斗部形成了密切的伴行关系，这种伴行关系沿着神经组织发育的主轴延伸。鞍膈和垂体柄蛛网膜袖套作为解剖学标志，有效地将 Rathke's 囊与神经组

织及其周边结构的关系划分为了不同的解剖学分段。这些特征不仅影响了手术策略的制定和入路的选择，还与术前症状和手术预后密切相关。基于肿瘤起源和周边膜性结构的分布，Q、S、T 分型系统应运而生，为颅咽管瘤的分类提供了科学依据。在以根治为目标的颅咽管瘤外科治疗中，准确应用这一分型系统至关重要，它不仅为手术方案的制定提供了理论基础，更是提高颅咽管瘤外科治愈率的关键因素。因此，深入理解和熟练运用 Q、S、T 分型系统，对改善颅咽管瘤患者的治疗效果和长期预后具有重要意义。

Q、S、T 分型系统是基于颅咽管瘤的起源位置及其与周围膜性结构相互作用的生长模式建立的。这一分型方法不仅在外科应用中具有重要意义，还有助于避免易混淆的错误胚胎学观点。此外，该分型还有助于对颅咽管瘤这类良性肿瘤疾病减少采用放射治疗和化疗等过度治疗。Q、S、T 分型系统具体如下。

（1）Q 型颅咽管瘤

Q 型颅咽管瘤是指起源于鞍膈下蛛网膜外的颅咽管瘤，其通常起源于蛛网膜外，多位于鞍膈下区域。在 MRI 上看，垂体柄和肿瘤的整体形状呈现类似字母"Q"的特征，因此被命名为 Q 型。

（2）S 型颅咽管瘤

S 型颅咽管瘤起源于垂体柄蛛网膜袖套间段及袖套外，其可在单个或多个蛛网膜腔内生长，以蛛网膜、软膜为界与三脑室底毗邻。S 型颅咽管瘤源自垂体柄蛛网膜袖套之下 Rathke's 囊残存细胞，初期主要在蛛网膜袖套内生长。

（3）T 型颅咽管瘤

T 型颅咽管瘤起源于垂体柄袖套内段垂体远侧部顶端的 Rathke's 囊残存细胞。由于蛛网膜结构存在个体差异，其可能部分向蛛网膜腔方向生长，但主要朝向三脑室生长。

T 型颅咽管瘤的特征包括：

a）垂体柄中下段通常保持完整；

b）当肿瘤穿过垂体柄袖套生长时，垂体柄可呈喇叭状扩张；

c）在 Liliequest 膜稀疏或呈网状时，肿瘤可能突入脚间池生长；

d）肿瘤下极与神经血管结构之间存在较为完整的基底蛛网膜袖套膜和大量内层蛛网膜。

在颅咽管瘤手术中，保护下丘脑的完整性是至关重要的技术要点。Q、S、T 分型可以更精确地评估肿瘤与下丘脑之间的解剖关系，有效地帮助外科医生快速判断肿瘤与下丘脑之间的结构层次，从而制定最佳的手术策略。以下是各型颅咽管瘤与下丘脑之间的解剖层次关系（图 16）。

Q 型：与下丘脑之间存在 4 层解剖结构，依次为鞍膈、外层蛛网膜、内层蛛网膜和软膜。这种类型的颅咽管瘤与下丘脑之间有较清晰的分界。

S 型：与下丘脑之间存在 2 ～ 3 层解剖结构，通常包括内层蛛网膜、外层蛛网膜和软膜。这种类型的颅咽管瘤与下丘脑的分界相对较为明显。

T型：与下丘脑之间仅存在 1 ～ 2 层解剖结构，主要为软膜和内层蛛网膜。这种类型的颅咽管瘤与下丘脑的界限最不明显，手术难度较大。

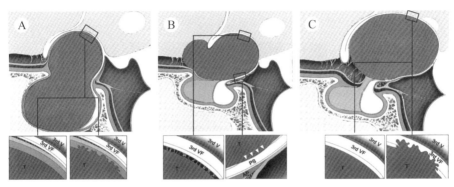

A. Q 型颅咽管瘤；B. S 型颅咽管瘤；C. T 型颅咽管瘤。

图 16　Q、S、T 分型颅咽管瘤与下丘脑之间的解剖关系（彩图见彩插 14）

Q、S、T 分型系统符合外科疾病分型的基本要求，并阐明了以下几个关键观点。

首先，该分型强调颅咽管瘤源自 Rathke's 囊残存上皮细胞或其化生。其次，研究表明所有颅咽管瘤均起源于神经系统软膜外，否定了三脑室内型和漏斗型颅咽管瘤的存在。最后，尽管颅咽管瘤有突破软膜的可能性，但由于其具有明显且完整的胶质细胞增生带，其肿瘤细胞可以被有效隔离，从而避免与神经元等重要结构直接接触。

值得注意的是，相同起源部位的颅咽管瘤可能会呈现不同的生长方式，而不同起源部位的颅咽管瘤可能在影像学上表现相似（图 17）。这种现象与颅咽管瘤起源部位周边膜性结构的变异密切相关。如当肿瘤沿垂体柄方向上下扩张时，首先受到垂体柄蛛网膜袖套的约束，在少数病例中，由于袖套结构完整且致密，可能导致肿瘤穿过垂体柄袖套生长而不往蛛网膜下隙方向扩展。

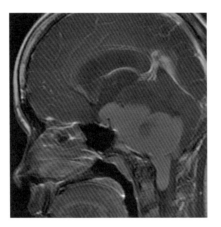

图 17　一例 S 型颅咽管瘤 MRI 矢状位增强片

　　术前判断颅咽管瘤的分型至关重要，准确判断分型需要综合组织胚胎学、解剖学的相关知识和丰富的临床经验。多学科、多维度的判断方式对提高诊断准确性和制定合适的治疗方案具有重要意义。

（漆松涛　刘忆　汪潮湖　整理）

11. Q 型颅咽管瘤与周边组织的关系

颅咽管瘤的位置深在，毗邻重要结构，手术全切除比较困难，这是该肿瘤虽为颅内良性肿瘤但被认为呈恶性结果的原因。现已明确，颅咽管瘤起源于 Rathke's 囊的残存细胞，因此，在 Rathke's 囊发育轨迹上的所有部位均可成为颅咽管瘤的起源点。厘清颅咽管瘤与垂体、垂体柄、视神经、视交叉与三脑室底的病理关系对于切除肿瘤时保护正常组织具有重大意义。

Q 型颅咽管瘤起源于鞍内，属于鞍膈下肿瘤，其生长方式类似于垂体腺瘤。大多数情况下，肿瘤可以通过内镜经蝶手术进行切除；当肿瘤在鞍上的分叶扩展包绕颈内动脉及其分支时，采用经颅手术更恰当。然而，无论何种手术方式，如未能辨明肿瘤与残存腺垂体、神经垂体等之间的关系，术后容易导致垂体功能永久性丧失和肿瘤残余。故明确 Q 型颅咽管瘤与周边结构之间的病理解剖关系尤为重要。

（1）与垂体的关系

颅咽管瘤的胚胎学起源与腺垂体相同，均源自 Rathke's 囊。因此，颅咽管瘤与腺垂体之间并无膜性结构分隔。病理学上，肿瘤细胞与腺垂体细胞直接毗邻接触，其特征表现为两者之间的边界光滑且基本平行（图 18），此外还可观察到程度不一的炎性细胞浸润。这种独特的病理学特征为在切除肿瘤的同时保留部分腺垂体功能提供了可能性。

相比之下，颅咽管瘤与神经垂体的关系则较为复杂。Rathke's
囊与神经管分属不同的胚胎组织。鞍区颅咽管瘤起源于鞍底残迹
至中间沿线上的中间叶（图 19），由于软膜形成早于 Rathke's 囊
与神经管的接触，颅咽管瘤与神经垂体之间通常存在软膜阻隔。
然而，当肿瘤过度增长时，部分软膜可能会发生破损，导致肿瘤
细胞与神经垂体细胞直接接触。

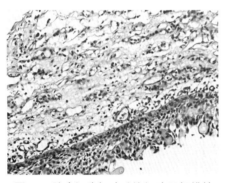
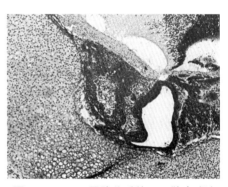

图 18　肿瘤细胞与腺垂体细胞平行推挤 　　　图 19　9～10 周胎儿垂体可见鞍底残迹
　　　　　　（彩图见彩插 15）　　　　　　　　　于垂体中间叶（彩图见彩插 16）

在成釉上皮型颅咽管瘤的病理切片中，可以观察到个体差
异显著的胶质增生带。这些胶质增生带内形成指状突起，在复杂
情况下可呈现类似卯榫的结构。这种病理现象值得特别关注，因
为它对手术策略的制定有重要影响。为确保肿瘤的完全切除，可
能需要部分切除神经垂体，但由于大部分肿瘤与神经垂体之间仍
存在完整的软膜，所以在手术中还有可能保留部分神经垂体功能
（图 20）。

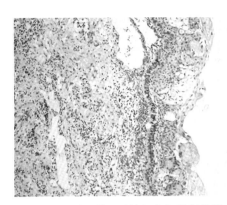

图 20　肿瘤与神经垂体关系，神经垂体部分仍保留软膜（彩图见彩插 17）

（2）与硬膜囊和鞍膈的关系

起源于鞍底残迹及近鞍膈孔处的 Q 型颅咽管瘤可直接毗邻硬膜外，而大多数中间叶起源的 Q 型颅咽管瘤与硬膜之间存在垂体囊的间隔。完整剥离垂体囊膜是确保 Q 型肿瘤全切除的关键，但由于肿瘤的过度生长及炎症导致的粘连，加之垂体囊与硬膜间存在间充质来源的纤维束带样组织（图 21），剥离过程面临诸多挑战。单纯的锐性剪切可能导致海绵窦破裂出血，并因丧失肿瘤与正常结构之间的解剖边界而残留肿瘤。最佳的手术策略是以钝性分离为主，辅以囊外束带的精确剪切，实现肿瘤细胞的生物学全切除。

成功完成肿瘤切除后，鞍内结构应保持完整，膜性结构清晰可辨（图 22、图 23）。值得注意的是，多数肿瘤与鞍膈部分的边界通常光滑清晰，可作为分离的天然间隙。为简化手术流程、提高手术效率，通常建议切除全部鞍膈。

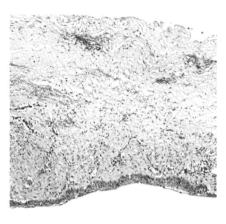

图 21　Q 型肿瘤与鞍膈粘连紧密，平行推挤（彩图见彩插 18）

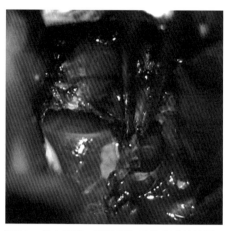

图 22　术中寻找 Q 型肿瘤与垂体囊膜的边界，将鞍内容物完整切除后保留神经垂体、垂体柄、三脑室底等结构（彩图见彩插 19）

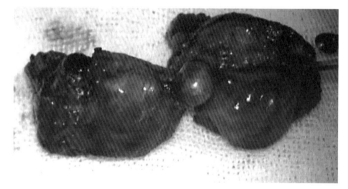

图 23　连同囊膜完整整块全切除（彩图见彩插 20）

　　手术的关键技巧是在鞍结节处及两侧方分层切开硬膜，精确定位垂体囊膜的边界，继而完整切除鞍内容物。这一方法不仅有助于降低 Q 型颅咽管瘤术后复发的风险，还能有效保护神经垂体、垂体柄、三脑室底等重要解剖结构。术后，神经垂体应表面光滑，膜性结构完整。

12. S型、T型颅咽管瘤与周边组织的关系

S型、T型颅咽管瘤为鞍膈外起源的肿瘤，在生长过程中，主要累及垂体柄、蛛网膜下隙神经血管及三脑室底神经组织。

（1）S型颅咽管瘤与垂体柄的关系

鉴于此类肿瘤主要起源于袖套间段与垂体柄的交界处，其生长受到蛛网膜袖套的限制，但随着肿瘤体积的增大，垂体柄持续受到挤压，可能导致垂体柄表面软膜消失。这种情况下，肿瘤与垂体柄神经纤维会直接接触，进而引发小胶质细胞增生。值得注意的是，小胶质细胞增生的程度与距离肿瘤起源点的远近有一定的相关性。从肿瘤起源点向外，可观察到软膜状态的渐变过程：从完全消失，到残存不完整，再到完整保留。垂体柄可能全段受累，也可能仅呈现局部点片状损伤。在手术治疗中，既要确保肿瘤的全面切除，也要尽可能地保留部分垂体柄功能，这对手术技巧提出了较高要求。研究表明，在直视下对疑似受累的垂体柄进行适度切除，能显著降低肿瘤复发的风险。然而，这一操作需要在保护正常组织功能与彻底清除病变组织之间取得平衡，需要术者具备丰富的经验和精湛的技术。

（2）S型颅咽管瘤与蛛网膜下隙内结构的关系

蛛网膜袖套在不同个体间存在显著差异，且可能出现薄弱或缺失的情况。尽管鞍区肿瘤主要以突入蛛网膜腔的方式生长，但由于鞍区广泛存在内层蛛网膜，肿瘤与鞍区神经血管结构之间可

能形成推挤、夹持、嵌顿等多种复杂关系。然而，值得注意的是，肿瘤与这些结构之间仍存在不同形式的蛛网膜间隔。例如，肿瘤与颈内动脉之间必然存在颈内动脉内侧膜（图 24），而与基底动脉、动眼神经之间则有 Liliequist 膜和动眼神经池膜相隔，这些解剖界面为肿瘤的安全切除提供了有利条件。完整切除肿瘤后，周边膜性结构通常清晰可见（图 25）。

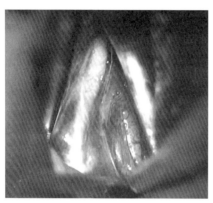 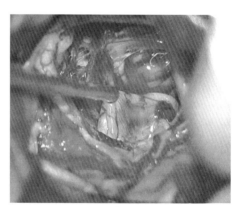

图 24　肿瘤与颈内动脉之间有颈内动脉内侧膜相隔（彩图见彩插 21）　　图 25　完整切除肿瘤后，周边的膜性结构保留（彩图见彩插 22）

对于巨大的 S 型肿瘤，由于其可能占据多个颅凹和蛛网膜腔池，采用收网或分离技术是达到真正全切除的关键所在。这种方法不仅能最大限度地保护周围重要结构，还能确保肿瘤的彻底清除，从而提高手术的成功率，改善患者的预后。

（3）T 型颅咽管瘤与三脑室底的关系

T 型颅咽管瘤起源于软膜外结节部远侧的 Rathke's 囊残存细胞。由于蛛网膜袖套内层的限制，肿瘤可突破结节漏斗部三脑室底软膜，与三脑室底内神经组织直接接触。鉴于三脑室的可塑性，在影像学上，肿瘤可占据部分甚至全部三脑室空间，但实际上仍位于三脑室室管膜以外（图 26）。此外，肿瘤还可向脚间窝方向膨隆，甚至填满整个脚间窝。影像学上表现为向三脑室底下、脚间窝方向的膨隆（图 27）。然而，肿瘤底面与脚间池内神经血管结构之间仍由 Liliequist 膜的间脑叶、中脑叶，以及其他内层蛛网膜相隔。

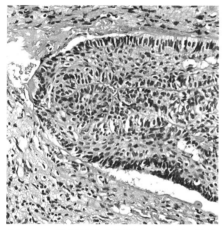

图 26　T 型颅咽管瘤即使明显呈卵榫样结构生长，但仍位于三脑室室管膜外（彩图见彩插 23）

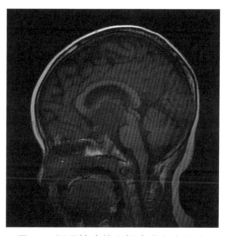

图 27　颅咽管瘤往脚间窝方向生长的矢状位 MRI

基于对 700 多个 T 型颅咽管瘤病例的研究，我们发现肿瘤通常以机械物理方式突破软膜。值得注意的是，软膜仅在肿瘤起源部位消失，大部分肿瘤毗邻的神经组织表面仍存在软膜，并随肿瘤向三脑室方向生长而卷入三脑室底神经组织内。组织学研究显示，肿瘤在神经组织内会形成程度不同但完整的胶质增生带，即便肿瘤组织在神经组织内呈现复杂的卯榫样结构，仍可观察到完整且适形的胶质增生带位于肿瘤及神经组织之间。这一发现为肿瘤切除术中保护周边重要神经结构提供了可能性。图 28 展示了不同胶质增生带与肿瘤、三脑室底神经组织之间的三种典型关系，这些关系对于理解肿瘤生长模式及制定手术策略具有重要意义。

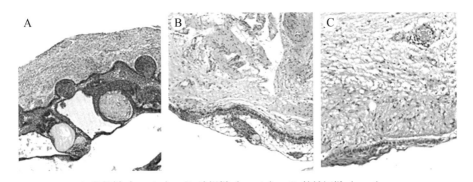

A. 卯榫样（mortise）；B. 地幔样（mantle）；C. 护城河样（moat）。

图 28　不同胶质增生带与肿瘤、三脑室底神经组织之间的三种关系（彩图见彩插 24）

对颅咽管瘤已有外科分型的述评

13. 基于影像和术中所见的颅咽管瘤分型

颅咽管瘤的手术治疗已有逾百年历史，自 Halsted、Lewis 和 Cushing 首次描述经颅、经蝶入路手术以来，传统入路多沿肿瘤生长的纵轴方向。近 30 年来，手术入路的选择与描述取得了显著进展，其中 Yasargil、Fahlbusch、Samii、Steno、Kassam 和 Pascual 等学者的研究成果影响深远，引用率颇高。

这些杰出神经外科专家的临床经验表明，积极的全切除策略有可能实现颅咽管瘤的根治。为优化手术方案选择并评估手术风险及预后，他们提出了多种颅咽管瘤分类方法。这些分类方法主要基于影像学和术中所见，可概括为三大类：①根据肿瘤与鞍底、鞍膈、三脑室的相对高度进行纵轴分类；②根据肿瘤与视交叉、垂体柄、下丘脑及结节漏斗之间的空间关系进行分类；③根据肿瘤的大小和对三脑室的压迫程度，进行病情分级和治疗策略选择，部分病例被归类为不可全切除。

这些分类方法旨在反映肿瘤的大小、形态，为治疗方案的制定提供依据，同时在分析预后和治疗内分泌等相关症状方面也具有重要影响。

随着内镜手术技术的兴起和广泛应用，Kassam 于 2008 年提出的一种颅咽管瘤的分类方法尤为重要。该分类方法将颅咽管瘤分为漏斗前型、穿漏斗型、漏斗后型（进一步细分为下丘脑型和脚间窝型）及三脑室内型。这种分类方法虽然在影像学和术中可能反映了部分病例的肿瘤相对于结节漏斗的位置关系，但缺乏组织学证据支持，且与胚胎学观点不符。

值得注意的是，使用漏斗部、下丘脑和三脑室等神经组织结构作为定位描述可能会使人误以为颅咽管瘤起源并生长于神经组织中。这种误解可能导致部分医生过分注意手术治疗的困难性，认为激进治疗必然导致不良后果。

综上所述，现有的颅咽管瘤分类方法各有优缺点，需要在临床实践中谨慎应用，并结合最新研究成果不断完善（各分型方法及其评价详见表 1）。

表 1 所有分型颅咽管瘤的方法及评价

作者	年份	分型依据	分型方式	评价
Rougerie	1962	肿瘤位置	鞍内型 鞍内鞍上 – 视交叉前型 鞍上 – 视交叉后型 巨大及非典型型	巨大及非典型型属于不能分型的肿瘤，而局限在视交叉前或视交叉后的类型非常少，所以在这种分型系统中，大多数颅咽管瘤都难以准确分型
Ciric	1980	与脑膜的关系	软膜下型 脑室内型 软膜外蛛网膜下型	软膜下型、脑室内型违背胚胎发育学原理，颅咽管瘤不能生长在软膜下和脑室内
Yasargil	1990	与鞍膈的关系	蛛网膜内外型 完全鞍内 – 鞍膈下型 鞍内鞍上 / 鞍膈上下型 鞍上 – 视交叉腹侧 – 脑室外型 脑室内外型脑室旁型 单纯脑室内型	单纯脑室内型不符合胚胎学观点，会造成肿瘤是起源于神经组织的误解，误导术者采用不当的手术入路
Fukusima	1990	肿瘤位置与外形	鞍内型 结节漏斗型 哑铃型 脑室内型	脑室内型和结节漏斗型会造成肿瘤起源于神经组织的误解
Hoffman	1994	与视交叉的关系	鞍内型 视交叉前型 视交叉后型 巨大型	许多肿瘤既累及视交叉前，亦累及视交叉后，且"巨大型"太过于笼统，如沿垂体柄纵轴生长的巨大型肿瘤与呈横向生长累及多个脑池的肿瘤预后不同、手术策略各异
Sami	1995	肿瘤大小及垂体柄长轴的累及	肿瘤局限于鞍内或隔下 肿瘤占据脑池，有或没有累及鞍内 肿瘤累及第三脑室下半部分 肿瘤累及第三脑室上半部分 肿瘤累及胼胝体或侧脑室	根据肿瘤纵轴的累及范围并不能解释肿瘤的生长方式，另外，累及范围相同的肿瘤其起源位置可能不同，对手术指导的意义有限

续表

作者	年份	分型依据	分型方式	评价
Pascual	2004	肿瘤与三脑室底的关系	原发脑室内肿瘤 假性脑室内肿瘤 继发性脑室内肿瘤	对于肿瘤与三脑室底关系的阐述不够清晰，其分型方法中也存在"原发于三脑室内肿瘤"等错误分型
Kassam	2008	肿瘤与垂体柄的关系	漏斗前型 穿漏斗型 漏斗后型 完全位于三脑室内或经蝶入路无法暴露的类型	颅咽管瘤起源于软脑膜外，而漏斗是下丘脑神经组织，以此相对关系进行分型失之偏颇，会造成颅咽管瘤是起源于神经组织的误解
Muller HL KC Wang	2011 2013	肿瘤累及下丘脑的程度	0 级：下丘脑无受累 1 级：下丘脑轻度受累 2 级：下丘脑严重受累	肿瘤累及下丘脑的程度单纯依据影像学表现是不可取的，机械压迫不一定是影响下丘脑功能的主要因素，还应结合膜性概念、组织学研究结果
Sterkenbury	2015	与鞍区的关系	肿瘤位于鞍区内 肿瘤位于鞍区外 肿瘤累及鞍内及鞍外 其他	单纯依据肿瘤的位置，而不考虑其起源及生长方式是无法指导手术及围手术期治疗的

（漆松涛　刘忆　包赟　整理）

颅咽管瘤治疗的百家争鸣状态

14. 颅咽管瘤治疗受益于以外科技术为代表的医学水平的提升

颅咽管瘤治疗的历程长期以来面临诸多挑战。在 20 世纪中期，由于科学技术发展的局限性及临床上对激素替代治疗认知的不足，颅咽管瘤手术的死亡率高达 12%，且超过 1/3 的患者在术后出现严重残疾，尤其是肿瘤累及三脑室的患者，大多数术后生活质量极差。这些不理想的治疗结果导致颅咽管瘤一度被视为外科医生难以逾越的"禁区"。

然而，随着医学科技的不断进步，特别是显微外科和内镜外科技术的全面提升，颅咽管瘤的治疗效果得到了显著改善。近 10 年来，围手术期死亡率已大幅下降至 2.9%，这一数据的改善为颅咽管瘤的治愈带来了新的希望。

这一进展不仅体现了外科技术的革新，也反映了医学界对颅咽管瘤认知的深化。通过多学科协作和对综合治疗策略的优化，颅咽管瘤患者的预后和术后生活质量都得到了明显提升。尽管如此，颅咽管瘤治疗过程中剩余的挑战仍需进一步的研究和创新来应对，希望在未来能实现更高的治愈率，患者在术后能获得更好的生活质量。

15. 放射外科对颅咽管瘤的治疗效果"喜忧参半"

随着放射外科学的迅速发展，常规放射治疗、伽玛刀及新兴的质子刀技术在颅咽管瘤的治疗中均展现出显著的短期控制效果。与此同时，囊内放射治疗的临床试验及相关基础研究也正在积极开展。对颅咽管瘤放射治疗相关研究进行综合分析后，不可否认的是放射治疗、囊内照射及部分切除合并术后放射治疗等方法在延缓肿瘤生长方面确实具有一定效果，也能使患者获得较长的生存时间。

然而，放射治疗对鞍区周边重要结构的远期影响尚未得到充分关注。放射治疗可能导致局部粘连加重，这在肿瘤复发需要再次手术时，会显著增加再次手术的难度并大大降低全切除的可能性。此外，放射治疗对内分泌功能的进一步损害也几乎是不可避免的。

更为重要的是，这些治疗方法无法根治肿瘤，尤其是对于肿瘤复发的患者而言，治愈的概率会进一步降低。因此，在青少年患者的治疗选择中，对放射治疗方法的应用应当格外谨慎。

综上所述，放射外科在颅咽管瘤治疗中的长期效果和潜在风险仍需进一步评估。未来的研究应着重关注如何优化治疗策略，以在控制肿瘤和改善患者生活质量之间取得平衡的同时最大限度地减少长期并发症的发生率。

16. 颅咽管瘤手术的全切除与减瘤、次全切除之间的权衡

颅咽管瘤作为一种良性胚胎源性肿瘤，其特点是发病年龄较小，约半数患者为儿童。鉴于此特性，医疗团队在制定治疗策略和评估疗效时，需要采取长期、客观的视角。

随着测序技术的进步，研究者发现了导致颅咽管瘤发生和发展的关键基因突变，包括 *CTNNB1exon3* 缺失和 *BRAFV 600E* 突变。特别是鳞状乳头型颅咽管瘤，针对 *BRAFV 600E* 突变的靶向药物在个案报道中展现了显著的减瘤效果。然而，在等待大规模临床试验结果的同时，外科医生仍需从长期发展的角度权衡减瘤与根除肿瘤的利弊，以确定哪种方法能为患者带来最大获益。这也表明有必要开展更大规模的临床试验，以客观评估非手术治疗在颅咽管瘤治疗中的作用及地位。

目前，次全切除联合放射治疗、囊液抽吸结合内放射治疗等方法被广泛应用于颅咽管瘤的治疗。虽然这些方法在短期内控制复发率的效果与全切除相近，但真正的全切除能显著降低长期复

发风险，是目前唯一可能彻底治愈颅咽管瘤的方法。相比之下，次全切除加放射治疗随时间推移，复发率呈上升趋势，可能最终会影响患者的长期生存。

综上所述，放射外科、靶向药物治疗及单纯的囊液引流等方法可作为难以耐受或拒绝手术患者的替代选择，以控制肿瘤进展。然而，积极的全切除手术治疗仍然是当前彻底治愈颅咽管瘤的最有效方式。未来，需要进一步的研究来优化治疗策略，以提高患者的长期生存质量。

（漆松涛　整理）

颅咽管瘤外科学治疗——好却难

17. 周边结构的复杂性及重要性决定了颅咽管瘤安全全切除难度大

颅咽管瘤长期以来被视为一种外科疾病，目前临床上普遍认为应在发现肿瘤后积极进行手术治疗。然而，由于肿瘤周围存在众多重要结构，且其生长模式复杂多变，是否应采取积极的全切除治疗策略仍是神经外科领域争论的焦点。

随着脑科学研究的深入，下丘脑对人类生存的重要性逐渐被揭示。因此，在颅咽管瘤的围手术期中，术前对下丘脑受损程度的评估、术中对下丘脑的保护及术后对下丘脑和垂体功能的重建，均已成为颅咽管瘤治疗的关键环节，同时也是国际研究的热点。

当前的主流观点认为，积极的全切除治疗可显著降低肿瘤复发率，但可能导致患者生活质量下降。因此，对于肿瘤累及下丘脑的颅咽管瘤患者，通常采取次全切除治疗结合术后放射治疗，或仅进行放射治疗、囊液抽吸等保守治疗方式。

然而，南方医院神经外科坚持了 20 多年的观点是，在充分认识肿瘤的前提下，可以通过精湛的手术技巧，在实现全切除的同时最大限度地保护神经结构。实践证明，无论从总体数据还是远期生存质量来看，这种方法为患者提供了彻底治愈的可能。

18. 颅咽管瘤治疗效果参差不齐的根本原因

颅咽管瘤的治疗策略一直是神经外科领域的一个具有争议性的话题。一方面，当前的研究表明，颅咽管瘤的分型与其是否可完全切除密切相关。部分文献甚至指出约 61.68% 的累及下丘脑的颅咽管瘤不宜进行全切除。另一方面，也有研究显示，积极的全切除手术可以为患者带来较高的治愈率和较低的复发率。

针对这一矛盾，本文认为，当前治疗方式多样化且手术效果参差不齐的根本原因是学界对肿瘤发生、生长规律及术后病理生理学改变的认识尚不充分，同时也与不恰当的肿瘤分型有关。

为了改善这一现状，我们建议：首先，应当在符合胚胎学理论和肿瘤发生发展规律的基础上，建立更为科学和准确的分型系统，以此指导手术方式的选择。其次，应通过不断提升和精进手术技巧，以及为每位患者制定个性化的术后垂体 – 下丘脑功能重建方案来改善颅咽管瘤的治疗现状。如果能够实现这些目标，颅咽管瘤作为一种良性肿瘤，是有望被治愈的。

但需要强调的是，这种复杂的治疗过程必须在具备丰富经验的大型神经外科中心进行，以确保患者获得最佳的治疗效果和预后。

（漆松涛 张世超 包赟 整理）

颅咽管瘤手术入路选择的原则与观点

　　鉴于颅咽管瘤为良性肿瘤的性质，我们主张对每例颅咽管瘤患者均应以全切除为手术目标。颅咽管瘤源于Rathke's囊残存细胞，属神经系统外起源的轴外肿瘤。因此，我们坚持采用轴外手术方法，即使在必要情况下采用经脑实质入路，也仅将其作为辅助通道，联合其他解剖间隙完成肿瘤切除，以最大限度减少对神经组织的干扰和损伤。

　　Youmans在神经外科学著作中列举了颅咽管瘤的各种手术入路，包括翼点入路、额下入路、纵裂入路、经蝶入路、经侧脑室入路、经胼胝体三脑室入路和联合入路等。这些入路可概括为轴外入路和轴内入路，或者更广泛地分类为经颅入路和经蝶入路。

　　本文聚焦于以安全全切除为目标的手术入路选择，不涉及活检、囊液抽取或部分切除等其他手术目的的入路讨论。以下简要阐述我们的观点。

19. 对轴外入路与轴内入路的探讨

颅咽管瘤作为一种轴外起源的肿瘤，主要在脑实质外的蛛网膜腔内生长。由于蛛网膜的限制作用和软膜的相对薄弱性，肿瘤组织可能会侵入垂体柄和三脑室底部，与神经组织发生接触，并部分在神经胶质增生带内生长。尽管颅咽管瘤属良性肿瘤，主要呈膨胀性生长，但其在鞍内或三脑室底部的生长仍可对周围结构造成推挤或导致周围结构变形。

基于上述特征，颅咽管瘤手术的基本原则是采用轴外入路，尽量避免对神经组织的牵拉和损伤。即使在肿瘤向上生长并明显突入三脑室的情况下，需要采用终板间隙的轴内通道时，也应当结合视交叉前及视神经外颈动脉间隙，以确保肿瘤能安全全切除，也确保术者能对重要结构进行辨认与保护。需注意的是，即便采用经终板间隙进入三脑室内，其目的也是防止侧方扭曲产生的绞力牵拉肿瘤造成神经组织的损伤，并便于辨认和分离突入三脑室底内的肿瘤组织。实际上，这种方法可视为轴内轴外的联合入路。

对于 S 型肿瘤和部分 Q 型、T 型肿瘤，翼点入路等经侧方间隙的轴外入路通常都能够达到全切除的目的。然而，对于鞍内部分巨大的 Q 型肿瘤和向三脑室方向生长明显的 T 型肿瘤，特别是当肿瘤上极达到或超过中间块水平时，安全全切除肿瘤可能会面临较大挑战，需要特别关注。

　　有研究报道经侧脑室入路和经胼胝体三脑室入路能够达到较为满意的手术效果，但这些纯脑实质内入路存在诸多不足。首先，它们会造成不必要的脑实质结构破坏。其次，由于肿瘤位置深在，手术全程在脑实质内操作，且操作通道长，容易对周边重要结构造成损伤。更重要的是，对于完全位于脑实质外的 Q 型和 S 型肿瘤，这些入路实际上无法实现安全地全切除肿瘤，也违反了轴外肿瘤应采用轴外微创入路的基本原则。此外，这些入路无法暴露肿瘤的起源部位，导致肿瘤起源部位不能在直视下切除。因此，笔者明确反对在原发颅咽管瘤中应用这两种入路，仅在极少数 T 型颅咽管瘤病例中才考虑使用，例如前次手术已采用此种经脑实质入路而导致通道上的肿瘤组织与周边结构有明显粘连的患者，这种情况下，由于需要长时程多方向锐性分离，才会继续借用此入路，并尽量联合轴外通道完成手术。

　　综上所述，对于首次手术且需要达到全切除目标的颅咽管瘤患者，经侧脑室及经胼胝体三脑室入路并不是最合适的手术入路。手术入路的选择应基于肿瘤的类型、位置和生长特征，同时要考虑到对周围重要神经结构的保护。

20. 对经颅入路与经蝶入路的探讨

　　针对颅咽管瘤的治疗，经蝶入路不仅符合微创原则，也与该肿瘤的解剖起源特征相一致，若能实现安全的全切除，将是颅咽管瘤外科治疗的良好选择。因此，在内镜技术重新兴起的近 20

年来，尤其是最近 10 年，经蝶颅咽管瘤切除术已被越来越多的医疗机构尝试和采用。目前已有多种内镜观察下的颅咽管瘤分类或分型方法，并有不少治疗效果良好的病例报道。然而，从整体来看，大多数研究存在样本量偏小、随访时间不足及缺乏合理的前瞻性对照等局限性。此外，多数机构的手术策略并非以全切除为首要目标。

鉴于经蝶入路手术在颅咽管瘤治疗中的热度不断攀升，我们认为，该入路虽然符合肿瘤的起源和解剖占位特点，是颅咽管瘤外科治疗的较好选择，但颅咽管瘤的外科治疗应以安全的全切除为首要原则。因此，应当严格遵循个体化原则来选择手术入路。我们的基本原则是：对于原发的 Q 型肿瘤、严格限制于中线部位脑池生长的 S 型肿瘤、形态规则且两侧扩张生长不明显的 T 型肿瘤，可优先考虑经蝶入路手术。而对于多颅凹、多脑池生长的 S 型肿瘤，向单侧或两侧扩张生长已达到或超过颈动脉分叉的肿瘤，瘤体巨大、前交通复合体明显受压的肿瘤，以及几乎所有复发的 S 型和 T 型颅咽管瘤，原则上应采用经颅入路手术。

值得注意的是，三脑室底的完整性是影响肿瘤全切除后远期生存质量的独立因素。因此，T 型颅咽管瘤是否更适合采用经颅入路是一个值得深入研究的问题。

经颅入路作为颅咽管瘤切除的经典和主要入路，虽然可能会导致一定程度的脑组织牵拉，但其多角度选择性和灵活性使得处理肿瘤与周边重要结构的复杂关系时更具优势。在颅咽管瘤显微手术技术成熟的医疗机构,经颅手术导致的额颞叶牵拉损伤已经极为罕见。此外,医疗机构开展经蝶入路手术必须建立在已有经颅入路手术经验的基础之上,经颅入路也是经蝶入路手术失败后的最后挽救技术。

当颅咽管瘤呈现多颅凹或多脑池等复杂性生长模式时,经蝶入路手术可能无法实现肿瘤的安全全切除,此时经颅入路手术就成为治愈颅咽管瘤的唯一选择。尽管在某些情况下经蝶入路可能比经颅入路手术更为微创,但这并不能动摇经颅入路手术在颅咽管瘤治疗中应用范围更广、更为可靠的"母技术"地位。

需要强调的是,我们的观点建立在每次手术均以肿瘤全切除为目标的基础之上。当采取保守、次全切除,特别是以活检和囊液抽吸、Ommaya 囊置放为目的的策略时,经蝶入路的优势确实更为明显。然而,这种治疗策略本身存在争议,也是目前颅咽管瘤仍被视为难以治愈的良性疾病的原因之一。

就单一机构的经验而言,T 型颅咽管瘤术后能保有生育能力和性功能的病例多是采取的经颅入路手术,而住院时间较短的患者则以经蝶入路手术为主。这一现象值得进一步探讨和研究。

（漆松涛　刘忆　樊俊　整理）

颅咽管瘤全切除理念与治疗争议

21. 全切除是治愈颅咽管瘤的关键

安全而彻底的全切除是肿瘤外科手术的基本原则，颅咽管瘤的治疗亦不例外。对于颅咽管瘤患者而言，全切除的重要性主要体现在两个方面：首先，全切除能最大限度地降低肿瘤复发的风险；其次，鉴于复发性颅咽管瘤再次手术的难度和风险显著增加，初次手术的彻底性切除尤为关键。正如 Yasargil 所强调的，鉴于再次手术的困难性，外科医生应当在首次手术中竭尽全力实现对肿瘤的完全切除。

然而，现实情况往往更为复杂。研究表明，即便采用各种辅助治疗手段，只要颅内存在残余肿瘤组织，复发就几乎不可避免。即使是在影像学上已经实现全切除的病例，复发率仍高达 20% ~ 50%。考虑到颅咽管瘤在组织学上属于良性肿瘤，这一高复发率不禁令人质疑：这些所谓的"全切除"是否真正达到了彻底清除肿瘤组织的标准。

因此，准确定义和实现颅咽管瘤的真正全切除，成了颅咽管瘤外科治疗技术的核心挑战。这不仅涉及手术技巧的精进、术中实时评估手段的改进，还需要对肿瘤生物学特性的理解非常深入。只有不断完善这些方面，才能提高颅咽管瘤全切除的准确性和有效性，从而最大限度地降低复发风险，改善患者的长期预后。

22. 颅咽管瘤治疗策略的争议

颅咽管瘤因其深在的位置和全切除的技术难度，加之文献报道中所谓"全切除"病例仍存在相当高的复发率，使得部分切除联合放射治疗成为当前颅咽管瘤的主要治疗策略。现有的文献普遍认为，部分切除联合放射治疗、囊液抽吸和囊内照射或化疗、免疫治疗及积极的全切除手术均可作为颅咽管瘤的一线治疗方案。

在此背景下，显微神经外科领域长期以来不断有学者倡导积极的全切除治疗策略，并强调其对颅咽管瘤治疗的重要意义。然而，目前临床上实行全切除手术的病例比例并不高，多数研究报告在 50% ～ 80%，且复发率仍维持在约 20%。此外，围手术期及随访期的死亡率和不可忽视的致残率，是更多医疗机构和个人采用保守治疗策略的根本原因，这也导致了颅咽管瘤治疗策略的持续争议。

从文献回顾和我们的研究经验来看，即使是支持肿瘤全切除的专家和医疗机构，对于完整、整块全切除的理解和实施仍存在困难，甚至有明确反对意见。其主要论据是，即便采用全切除术，颅咽管瘤的复发率仍然较高。通过分析文献并综合以往对颅咽管瘤的相关分型，这些复发是因为所谓的"全切除"患者实际上并未达到真正的全切除。因此，提高真正全切除率是改善治疗效果的关键。

23. 颅咽管瘤治疗策略的复杂性及其原因分析

颅咽管瘤作为鞍区良性肿瘤之一，其治疗策略却远比垂体瘤、脑膜瘤等同类肿瘤复杂。后者的治疗普遍以手术为首选方案，以彻底切除肿瘤为主要策略，但颅咽管瘤的治疗方法却存在诸多争议。造成这种差异的原因主要有以下几点。

第一，颅咽管瘤的起源位置尚未完全明确。该肿瘤源自胚胎期的 Rathke's 囊，而这一结构在个体发育过程中会逐渐消失，临床上对其在成熟个体中的确切解剖位置缺乏深入研究。Rathke's 囊是管状结构，其不同节段与周围组织的关系各异，这导致颅咽管瘤可能在多个位置发生，增加了其起源的难理解程度。

第二，颅咽管瘤与周围重要结构的关系复杂且存在争议。该肿瘤可从咽部延伸至鞍上区域，与腺垂体、神经垂体、垂体囊、鞍膈、垂体柄、颈动脉与其分支、视神经、视交叉及下丘脑等结构紧密相连。然而，对于肿瘤与这些结构之间只是单纯的推挤关系，还是存在浸润和穿插，目前学界尚未达成共识。特别是长期以来对颅咽管瘤与下丘脑的关系存在错误认识，严重影响了手术策略的制定。

第三，传统的手术方法可能导致肿瘤边界难以辨别。为了强调安全性，一些专家主张采用锐性分离、分块切除或囊内减压等方法。然而，这些技术可能会对肿瘤周围结构造成反复牵拉和出血，从而模糊了肿瘤与正常组织的界限，增加了全切除的难度。

24. 颅咽管瘤完整整块切除技术

笔者所在团队自 1998 年起开始追求对颅咽管瘤的全切除，并于 2008 年进一步发展为颅咽管瘤完整整块全切除策略。手术策略的转变源于对胚胎学和鞍区相关膜性结构的深入研究与理解。我们认为，颅咽管瘤的治疗应以全切除为目标，而完整整块切除是实现安全、彻底切除的有效方法（图 29）。

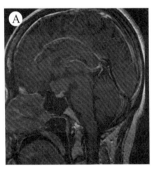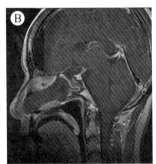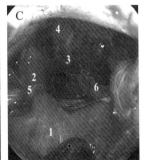

A. 术前 MRI 矢状位；B. 术后 MRI 矢状位；C. 术后鞍区结构：1. 垂体；2. 垂体柄；3. 乳头体；4. 三脑室底；5. 垂体柄蛛网膜袖套；6. 右侧后交通动脉。

图 29　颅咽管瘤全切除后仍保留重要结构的完整性（彩图见彩插 25）

完整整块切除具有多重意义：①能够真正实现全切除；②有助于提高肿瘤边界辨认度，保护重要结构；③有利于明确肿瘤起源及其与周围结构的关系；④为准确的病理研究提供可靠样本。

然而，必须强调的是，要成功实施颅咽管瘤的全切除，术者需要深入掌握相关的胚胎学和解剖学知识，并积累丰富的临床经验。建议详细研读南方医院颅咽管瘤团队自 2011 年以来发表的相关文献，以获取更全面的认识和指导。

（漆松涛　樊俊　刘忆　整理）

微创观点在颅咽管瘤治疗中的体现

25. 辩证看待微创治疗的理念与实践

微创手术的核心理念是在实现治疗目标的同时，最大限度地减少创伤。在颅咽管瘤的治疗中，安全、彻底地切除肿瘤，实现患者长期无瘤生存是首要目标。然而随着医学的进步，改善内分泌功能或避免内分泌功能损伤已成为研究的重点方向。现代内分泌学的发展使得维持甚至重建垂体功能成为可能，因此，对下丘脑功能的保护和重建已成为颅咽管瘤治愈后研究的核心内容和终极目标。

锁孔手术、内镜技术和常规开颅手术均是颅咽管瘤治疗的有效方法。其中，内镜和锁孔技术通常被视为神经外科微创理念的代表。然而在实际应用中，尤其是内镜手术经验欠丰富时，这些技术如果使用不当，可能无法达到预期的治疗效果，甚至导致患者需要再次手术，或引发严重的医源性并发症，这种与微创理念背道而驰的情况值得高度关注。因此，医生应当谨慎选择手术方式，避免采用无法达到治疗目的的所谓"微创"手术；同时，我们建议患者不要过分追求"微创"而忽视了治疗效果。

制定合理的手术治疗策略应以疾病的根治为最终目标，同时避免因技术选择不当导致医源性损伤。医生不应局限于自身熟悉的技术，而应根据患者的具体情况选择最有效的治疗方案。

从根治颅咽管瘤的角度来看，任何保守的治疗方法或不利于全切除的技术选择都是姑息性的。如果无法实现肿瘤的全切除，即使采用了所谓的"微创"技术，也不能被视为真正意义上的微创手术。因此，对颅咽管瘤的治疗应当在追求微创的同时，始终将安全、彻底的肿瘤切除作为首要目标。

26. 选择微创入路时需要慎重考虑的问题

为实现颅咽管瘤的安全全切除，眉孔、翼点锁孔等微创入路仅适用于局限生长的 S 型和部分 T 型肿瘤。尽管内镜辅助技术可清晰显示目标区结构，但由于操作空间和角度的限制，这些入路难以应用于多颅底区、多脑池生长的 S 型肿瘤及复杂生长的对前交通复合体产生嵌顿、卡压、夹持的 T 型肿瘤。

除保守治疗采用的锁孔和内镜技术外，盲目选择扩大经蝶入路而忽视可能导致的严重且终身的鼻咽部并发症亦属不当。此外，不加区分地采用扩大经蝶入路治疗所有 Q 型、S 型、T 型颅咽管瘤，实为不慎重的做法。过度损伤鼻腔及鼻旁窦结构给患者带来的巨大痛苦，甚至可能超过原发疾病本身。

尽管内镜及相关技术是神经外科微创治疗的代表性方法，但以下观点仍需重申以引起重视。

（1）经蝶入路处理硬膜内病变不仅属于开颅手术，其创口还是 II 级污染手术切口；扩大经蝶入路更为复杂且创伤较大。

（2）经鼻蝶入路导致的鼻腔软组织损伤及其不良反应不容忽视。以往经验表明，单侧鼻甲切除后，由于黏膜修复能力较强，患者大部分鼻腔功能可得到恢复。采用双鼻甲、鼻中隔大范围切除虽可扩大两侧肿瘤暴露面，但患者将面临终身的鼻腔通气功能障碍、口咽干燥和长期鼻窦炎等并发症。有研究证实，这种长期的痛苦使人难以耐受，很多患者因此出现精神障碍甚至自杀。

（3）鉴于颅咽管瘤多点起源的特点和个体间膜性结构的差异，尽管其属于颅内良性肿瘤，但形态质地和占据的解剖部位多变且广泛，难以用单一入路的手术完美处理所有病例。根据个体化情况选择最佳手术入路是神经外科微创手术的基本原则。合理的入路选择应建立在对颅咽管瘤起源和不同生长方式解剖位置的理解之上，这也是将颅咽管瘤分为 Q 型、S 型、T 型的目的所在。对于适合经蝶入路手术的颅咽管瘤，若能在术中保留重要结构的完整性，患者术后的恢复情况将更为理想。

（漆松涛　樊俊　刘忆　整理）

颅咽管瘤不同治疗方法的结果

27. 切除肿瘤时对周边结构保留程度的取舍

颅咽管瘤的治疗策略一直是神经外科领域的热点话题，尽管全切除被认为是治愈颅咽管瘤唯一的方式，但部分研究者主张部分切除配合放射治疗也可以作为替代方案。这两种治疗方法孰优孰劣引发了广泛的学术讨论。

理想的治疗方案应在尽可能全切除肿瘤的同时，保留下丘脑垂体内分泌及视力功能。然而，对于侵犯视神经或下丘脑的肿瘤，全切除的可行性和安全性仍存在争议。Becker 等的研究表明，仅接受部分切除的患者中，有71% ～ 90% 术后残余颅咽管瘤组织会继续生长。相比之下，在接受部分切除后放射治疗的患者中，仅有21% 残余肿瘤组织出现继续生长。

鉴于全切除可能导致严重并发症，且部分全切除后仍存在复发风险，以 Müller 为代表的学者对积极的根治性切除策略持谨慎态度。然而，基于我们对 500 余例颅咽管瘤复发或再生长病例的临床经验，我们认为应当在保护周边重要解剖结构的前提下，尽可能地进行全切除，即使是面对钙化严重或体积巨大的肿瘤。采用姑息手术加放射治疗的患者最终难免复发，这对年轻患者尤其不利。

Elowe-Gruau 等在法国巴黎内克尔医院进行的单中心研究结果显示，保留下丘脑结构可显著降低患者术后长期肥胖的发生率。此外，部分患者的术后视力和内分泌功能均得到明显改善，有些患者甚至保留了生育能力。这些发现进一步支持了全切除策略的可行性和潜在益处。

综上所述，颅咽管瘤手术的终极目标是通过全切除肿瘤，改善患者的内分泌功能和视力，从而实现彻底治愈。鉴于手术风险和潜在并发症，治疗方案的选择仍需根据个体患者情况进行慎重评估。

28. 辅助治疗对颅咽管瘤患者内分泌的影响

颅咽管瘤是鞍区最常见的胚胎源性肿瘤，可发生于各个年龄段，但多见于儿童和青少年。由于其起源和生长与下丘脑 – 垂体轴密切相关，患者在接受治疗前往往已存在不同程度的垂体功能减退和下丘脑受累的临床表现。颅咽管瘤治疗的核心挑战在于如何在治疗过程中最大限度地保留和重建患者的下丘脑及内分泌功能。

根据文献报道，颅咽管瘤患者各轴垂体功能减退的发生率如下：生长激素轴 68% ～ 100%；性腺轴 60% ～ 80%；促肾上腺皮质激素轴 55% ～ 88%；甲状腺激素轴 39% ～ 85%；垂体后叶功能障碍 25% ～ 86%。值得注意的是，放射外科等辅助治疗可能会进一步损伤肿瘤周围的下丘脑、视交叉、腺垂体和垂体柄等重要结构，导致患者的下丘脑 - 垂体功能障碍加重，表现为多种垂体功能减退和下丘脑功能障碍。

颅咽管瘤患者接受放射治疗后的内分泌障碍主要表现为以下特征。

（1）Q 型颅咽管瘤患者接受放射治疗后不仅垂体功能进一步减退，还可能出现新的神经垂体功能障碍。这类患者需要的激素替代治疗种类和剂量较未放射治疗患者明显增多，各个轴的垂体激素功能下降可达 100%。

（2）T 型颅咽管瘤患者接受放射治疗后常在原有内分泌功能障碍的基础上出现严重的下丘脑肥胖、胰岛素抵抗和暴饮暴食等症状，甚至伴随精神异常、昼夜节律紊乱、渴感消失的尿崩症等复杂下丘脑综合征，这些症状难以控制，严重影响患者生活质量。

颅脑放射损伤在儿童患者中表现尤为突出。对于儿童颅咽管瘤患者，特别是 6 岁以下的患儿，应尽量避免放射治疗，以减少对智力和内分泌功能的不良影响。对于未达到线性生长末期的儿童颅咽管瘤患者，放射治疗等辅助治疗可能会引起多种垂体功能减退；对于性成熟且有远期生育要求的患者，建议在手术前保存精子或卵子，以便在未来进行垂体功能重建后仍有生育的可能。

以放射治疗为代表的颅咽管瘤辅助治疗方法不仅可能加重垂体内分泌功能和下丘脑功能的障碍，还可能加剧肿瘤与周围组织的粘连，为再次手术增加难度。再次手术后，垂体内分泌功能和下丘脑功能障碍还可能进一步恶化。因此，在颅咽管瘤的治疗中，应谨慎甚至尽可能避免使用放化疗等辅助治疗。

尽管颅咽管瘤患者经过放射治疗等辅助治疗后垂体功能减退的发生率高，内分泌治疗难度大，但通过全面、精准的激素替代治疗，患者仍有可能获得与正常人相近的生活质量。随着内分泌相关治疗水平的进步，完整重建垂体功能已成为可能。然而，激素间的相互作用、各种激素替代的先后顺序、下丘脑功能障碍的有效治疗方案、垂体内分泌功能的保留，特别是下丘脑功能的保护，仍然是治疗颅咽管瘤的重点技术和研究的主要方向。

对于颅咽管瘤患者，包括多数已经达到外科治愈的患者，垂体功能的重建和下丘脑功能的维护都是必不可少的。这一过程涉及复杂的系统治疗，需要长期的随访和个体化的用药调整。南方医院神经外科 20 余年来一直关注并深入探讨外科医源性的垂体内分泌变化，培养了具有丰富相关知识和技能的专家团队。近10 年来，我们团队与北京协和医院伍学焱教授团队的交流日益频繁，在治疗由外科操作引起的垂体下丘脑功能障碍，保留维持相应功能（青春期发育维持、性功能和生殖能力保留等）方面取得了显著进展。

29. 颅咽管瘤患者辅助治疗的弊端及对策

显微手术被普遍认为是颅咽管瘤的最佳治疗方法。放射治疗在巩固手术疗效、减少或延缓复发，以及提高患者预后方面具有一定作用。此外，放射治疗、囊液抽吸和内照射等辅助治疗方法仍然在临床实践中广泛应用。

然而，对于接受放射治疗后长期存活的患者，肿瘤复发似乎不可避免（图 30）。更为严重的是，放射治疗可能引起下丘脑 – 垂体功能紊乱，导致患者生活质量显著下降。目前，临床上普遍认为电离辐射引起的直接神经元损伤及随后的变性和凋亡是放射治疗加重下丘脑 – 垂体功能紊乱的主要机制。

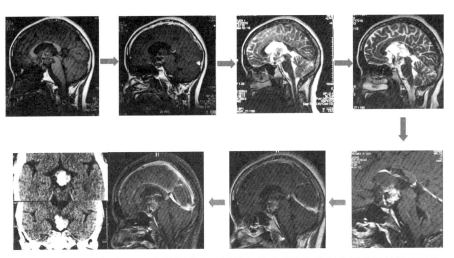

图 30　一例 20 年间接受 10 次放射治疗，最终复发难以生存患者的影像学结果提示放射治疗后颅咽管瘤仍然进展（彩图见彩插 26）

放射治疗后，肿瘤组织常呈现典型的形态学变化（图31）：出现大量涡轮状细胞，这些细胞表达干细胞标志物，可能导致肿瘤报复性生长。这一形态学变化可以解释为什么肿瘤在经历放射治疗后仍会继续进展。

值得注意的是，约30%的颅咽管瘤为实质性，囊内放射治疗无法有效控制其实质部分的生长。对于多发囊变的颅咽管瘤，囊内放射治疗的效果也不尽如人意，且无法预防新囊腔的形成。此外，囊液和放射性物质泄漏的风险也不容忽视。放射性核素肿瘤囊内治疗还可能引起对下丘脑结构的放射性损伤，并加重肿瘤与周围组织的粘连（图32），这无疑会增加再次手术的难度。

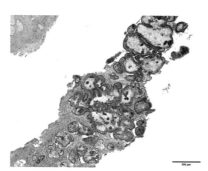

图31　放射治疗后肿瘤组织 HE 染色形态学变化（彩图见彩插 27）

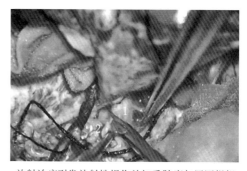

放射治疗引发放射性损伤并加重肿瘤与周围组织结构粘连，需全程锐性分离。1.视神经；2.颅咽管瘤。

图32　颅咽管瘤放射治疗后再次手术术中所见（彩图见彩插 28）

尽管如此，对于放射治疗后复发的颅咽管瘤，再次手术仍是必要的，且有可能实现全切除（图33）。Ommaya 管置入联合32P 内放射治疗是一种姑息性治疗方法，但在治疗过程中可能出现穿刺相关出血和 32P 引起的放射性损伤等并发症。该方法存在诸多局限性，如反复头皮穿刺可能导致感染，对厚壁及伴有钙化的肿瘤效果欠佳，且无法有效处理多囊性或分隔的肿瘤。此外，囊液中的胆固醇结晶、坏死上皮及钙化斑块可能导致分流管堵塞，影响长期疗效。颅咽管瘤的囊液具有黏稠性，加之肿瘤常有实质性部分，囊液可刺激周围组织形成肉芽，易导致引流管堵塞。在某些情况下，引流管可能与肿瘤、血管和神经紧密粘连，盲目拖拽可能引发严重出血。因此，需要在直视下小心分离引流管与周围结构的粘连，以安全分离被粘连的引流管（图 34）。我们强烈建议，当引流管堵塞或移位时，切勿盲目拔除或调整，必要时应在完全直视下进行操作。

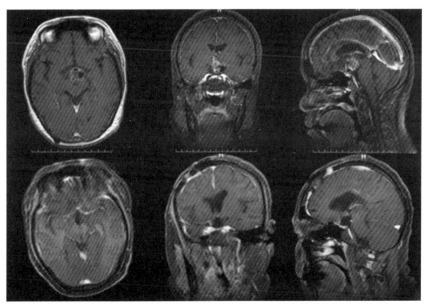

图 33　放射治疗后颅咽管瘤再手术的术前、术后影像学改变，实现了肿瘤全切

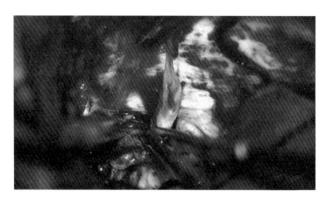

1. Ommaya 管外层包裹纤维肉芽结构；2. 颅咽管瘤。

图 34 颅咽管瘤放射治疗后再次手术术中所见（彩图见彩插 29）

值得一提的是，放射治疗还可能导致颅咽管瘤周围的胶质层变得稀疏甚至缺失，这无疑增加了手术过程中造成下丘脑损伤的风险。

神经外科医生应当认识到，患者接受放射治疗、化疗、囊液抽吸、内部照射和囊内化疗等辅助治疗，可能会降低其真正治愈和获得高质量生存的可能性。更为严重的是，有文献报道放射治疗后可能导致颅咽管瘤组织恶变，笔者本人就遇到过 4 例。因此，在颅咽管瘤的治疗中，应当谨慎使用放化疗等辅助治疗，对于预期生存期较长的患者，更不建议采用这些方法。

综上所述，颅咽管瘤本质上是一种外科疾病，根治性手术切除仍是唯一可能彻底治愈的方法。通过积极、完善的手术全切除及围手术期的内分泌治疗，患者的术后内分泌功能可能维持良好。例如，一位接受全切除术的女性颅咽管瘤患者（术前术后 MRI 见图 35）在术后 2 年成功生育。

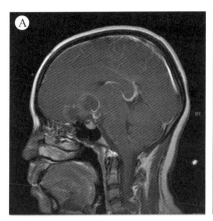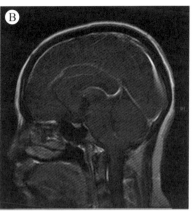

A. 术前 MRI 矢状位；B. 术后 MRI 矢状位。

图 35　肿瘤全切除后仍有生育能力并且生育成功病例的术前术后 MRI 对比

对于有放射治疗等辅助疗法治疗史的颅咽管瘤患者，我们建议：一旦出现复发迹象，应尽早考虑采用全切除策略。及时干预至关重要，因为一旦肿瘤过大并与周边重要结构广泛粘连，手术难度将显著增加，导致治愈率急剧下降。

30. 颅咽管瘤靶向治疗进展

颅咽管瘤难以治愈导致其在治疗过程中应用了多种恶性肿瘤治疗手段。除传统放射治疗外，立体定向放射治疗（如伽玛刀、X 刀、质子刀）和囊内同位素内照射治疗等方法也被广泛采用。抗肿瘤化疗药物在疾病不同时期也均有应用，但报道出的疗效往往不尽如人意。

颅咽管瘤的高复发率和在辅助放射治疗后出现的巨大复发性肿瘤，使再次手术进行全切除变得极其困难。此外，患者体质下降、手术耐受性降低及对再次手术的恐惧，都增加了治疗的复杂性。因此，寻找能够稳定肿瘤生长并延长患者生命的治疗策略尤为迫切。

针对这一临床需求，南方医院神经外科漆松涛团队中的刘忆教授主持了基于类器官培养的颅咽管瘤药物筛选研究。该研究采用靶向药物治疗颅咽管瘤，两年的研究结果如下。

（1）对于鳞状乳头型颅咽管瘤，达拉非尼联合曲美替尼双靶治疗已成为标准方案。这种方法对纯实性乳头型颅咽管瘤效果最佳，治疗时间为 4 ～ 12 个月，可达到治愈效果；对囊实性乳头型颅咽管瘤，肿瘤实性成分可完全消失，治疗时间为 6 ～ 14 个月，80% 的患者囊性成分可缩小。然而，停药后部分患者出现囊性成分增大，建议对这些患者进行肿瘤囊置管处理。

（2）针对成釉上皮型颅咽管瘤，靶向治疗仍处于探索阶段。目前研究表明，*IGF-1R*、*EGFR* 和 *STAT3* 等可能成为重要的治疗靶点。针对这些靶点的药物，如达可替尼和塞瑞替尼，在控制肿瘤进展方面显示出不同程度的效果，总体肿瘤控制率（无进展率）可达 70% 以上（治疗时间 6 ～ 16 个月），部分患者停药后肿瘤仍未见进展。

然而，个体化治疗方案的制定、更有效靶向药物的筛选，以及靶向药物引起的不良反应（如皮肤病变、胃肠道反应、肝肾毒性、发热、血液和心脏毒性等）的管理，仍是需要进一步研究和解决的重大问题。克服这些问题将有助于提高颅咽管瘤患者的治疗效果和生活质量。

（漆松涛　刘忆　整理）

制定颅咽管瘤诊治指南与团队建设的必要性

31. 制定颅咽管瘤诊治指南的必要性

目前，我国大多数医疗机构对于颅咽管瘤的外科治疗水平仍有待提高，即便是知名神经外科中心，治疗水平也存在显著差异。这种情况导致颅咽管瘤的整体治疗状况不容乐观。

颅咽管瘤作为一种罕见且治疗难度较高的疾病，在大多数神经外科中心并不常见，加之缺乏统一的诊治指南，导致不同医疗机构对其治疗方法不同，治疗效果也参差不齐。因此，制定一份全面、权威的颅咽管瘤诊治指南至关重要。

当前，颅咽管瘤外科治疗的理想目标应为：全切除率达 90% 以上，同时死亡率控制在 2% 以下。通过多学科协作，我们有望在保障部分成年患者生育能力和儿童患者正常生长发育的同时，进一步提高治疗效果。我国颅咽管瘤的治疗水平要想实现这一理想目标，还需较大提升。

　　鉴于此，颅咽管瘤专家共识的撰写和发表旨在提高对该疾病的整体治疗水平，进而推动我国神经外科学的持续发展。这不仅有助于规范诊疗流程，还能为未来的研究和实践提供重要指导。

32. 建立理论扎实、技术娴熟、对疾病有正确认识的颅咽管瘤治疗团队

　　随着对颅咽管瘤认知的深化、治疗经验的积累及显微外科技术的进步，国际上一些著名的神经外科专家，如 Yasargil、Kim、Zuccaro、Hoffman 等，早已提出了以全切除为目标的外科治疗理念。欧洲、北美等地区，以及日本的重要研究成果表明，颅咽管瘤的全切除率可达 80% 甚至更高。

　　然而，全切除颅咽管瘤的技术门槛极高，需要医生通过长期的学习和实践才能达到。因此，部分切除后辅以立体定向放射治疗仍是一些医疗机构采用的主要治疗方法。这种姑息性治疗虽可延缓肿瘤复发，但会导致患者带瘤生存，并在手术和放射治疗的双重影响下加剧内分泌功能障碍，增加再次手术的难度。这不仅使大部分患者失去治愈机会，还会严重影响其生存质量。

　　颅咽管瘤的治疗是神经外科最具挑战性的领域之一。其困难主要体现在以下几个方面：首先，从活检、部分切除到全切除，所要求的技术难度差异是巨大的；其次，经验不足的医生也在尝试进行手术治疗，导致治疗效果参差不齐；最后，部分外科医生

忽视了全切除对治愈的重要性，过于依赖姑息性治疗方式。

目前，国际主流观点认为，颅咽管瘤的首次外科治疗应以全切除为目标，这一原则同样适用于内镜手术。作为神经外科医生，我们有责任牢记并践行这一原则。同时，在探索新技术如神经内镜时，应立足于对疾病特点的深入了解，避免盲目激进导致医疗问题。

此外，颅咽管瘤的治疗效果不理想还与手术医生的经验和知识储备密切相关。并非所有进行颅咽管瘤手术的医生都经过严格的专门训练并具备相应资格，只有少数医生能够胜任这一疾病的治疗工作。为提高颅咽管瘤的外科治疗效果，医生需要深入了解相关解剖学、病理学和生理学知识，通过长期临床实践将理论与实际相结合，不断思考和总结。因此，制定可行的操作规范并培养合格的治疗团队尤为重要。

（漆松涛　刘忆　包赟　整理）

本中心关于颅咽管瘤诊治的临床与基础研究及论著

1. 颅咽管瘤诊治中国专家共识编写委员会，中华医学会神经外科学分会小儿神经外科学组.颅咽管瘤诊治中国专家共识（2024）.中华医学杂志，2024，104（4）：251-261.

2. 颅咽管瘤治疗专家共识编写委员会，中华医学会神经外科学分会小儿神经外科学组.颅咽管瘤患者长期内分泌治疗专家共识（2017）.中华医学杂志，2018，98（1）：11-18.

3. 颅咽管瘤治疗专家共识编写委员会，中华医学会神经外科学分会小儿神经外科学组.颅咽管瘤围手术期管理中国专家共识（2017）.中华医学杂志，2018，98（1）：5-10.

4. 中华医学会神经外科学分会小儿神经外科学组，《颅咽管瘤治疗专家共识》编写委员会.颅咽管瘤治疗专家共识（2016）.中华医学杂志，2017，97（17）：1283-1289.

5. WANG C，ZHANG H，FAN J，et al. Inhibition of integrated stress response protects against lipid-induced senescence in hypothalamic neural stem cells in

adamantinomatous craniopharyngioma. Neuro Oncol, 2023, 25（4）: 720-732.

6. ZHANG H, WANG C, FAN J, et al. CD47 promotes the proliferation and migration of adamantinomatous craniopharyngioma cells by activating the MAPK/ERK pathway, and CD47 blockade facilitates microglia-mediated phagocytosis. Neuropathol Appl Neurobiol, 2022, 48（4）: e12795.

7. LU Y T, QI S T, XU J M, et al. A membranous structure separating the adenohypophysis and neurohypophysis: an anatomical study and its clinical application for craniopharyngioma. J Neurosurg Pediatr, 2015, 15（6）: 630-637.

8. BAO Y, PAN J, QI S T, et al. Origin of craniopharyngiomas: implications for growth pattern, clinical characteristics, and outcomes of tumor recurrence. J neurosurg, 2016, 125（1）: 24-32.

9. QI S T, ZHANG X A, LONG H, et al. The arachnoid sleeve enveloping the pituitary stalk: anatomical and histologic study. Neurosurgery, 2010, 66（3）: 585-589.

10. QI S T, LU Y T, PAN J, et al. Membranous layers of the pituitary gland: histological anatomic study and related clinical issues. Neurosurgery, 2009, 64（3 Suppl）: ons1-10.

11. BAO Y, QIU B, QI S, et al. Influence of previous treatments on repeat surgery for recurrent craniopharyngiomas in children. Childs Nerv Syst, 2016, 32（3）: 485-491.

12. QI S, PAN J, LU Y, et al. The impact of the site of origin and rate of tumour growth on clinical outcome in children with craniopharyngiomas. Clin Endocrinol(Oxf), 2012, 76（1）: 103-110.

13. QI S, ZHOU J, PAN J, et al. Epithelial-mesenchymal transition and clinicopathological correlation in craniopharyngioma. Histopathology, 2012, 61（4）: 711-725.

14. QI S, LU Y, PAN J, et al. Anatomic relations of the arachnoidea around the pituitary stalk: relevance for surgical removal of craniopharyngiomas. Acta neurochirurgica, 2011, 153（4）: 785-796.

15. PAN J, QI S, LU Y, et al. Intraventricular craniopharyngioma: morphological analysis and outcome evaluation of 17 cases. Acta neurochirurgica, 2011, 153（4）: 773-784.

16. QI S, PENG J, PAN J, et al. Secondary abscess arising in a craniopharyngioma. J Clin Neurosci, 2009, 16（12）: 1667-1669.

17. QI S, PENG J, PAN J, et al. Growth and weight of children with craniopharyngiomas based on the tumour location and growth pattern. J Clin Neurosci, 2013, 20（12）: 1702-1708.

18. LU Y, QI S, PENG J, et al. Malignant transformation of craniopharyngioma in an infradiaphragmatic case. Chin Med J（Engl）, 2014, 127（17）: 3187-3188.

19. QI S, HUANG G, PAN J, et al. Involvement of osteopontin as a core protein in craniopharyngioma calcification formation. J Neurooncol, 2010, 98（1）: 21-30.

20. FENG Z, OU Y, ZHOU M, et al. Functional ectopic neural lobe increases GAP-43 expression via PI3K/AKT pathways to alleviate central diabetes insipidus after pituitary stalk lesion in rats. Neurosci lett, 2018, 673: 1-6.

21. FENG Z, OU Y, ZHOU M, et al. A rat model for pituitary stalk electric lesion-induced central diabetes insipidus: application of 3D printing and further outcome

assessments. Exp anim，2018，67（3）：383-392.

22. NIE J，HUANG G L，DENG S Z，et al. The purine receptor P2X7R regulates the release of pro-inflammatory cytokines in human craniopharyngioma. Endocr relat cancer，2017，24（6）：287-296.

23. YAN X，KANG D，PAN J，et al. Osteoblastic differentiation and cell calcification of adamantinomatous craniopharyngioma induced by bone morphogenetic protein-2. Cancer Biomark，2017，18（2）：191-198.

24. ZHOU J，ZHANG C，PAN J，et al. Interleukin6 induces an epithelialmesenchymal transition phenotype in human adamantinomatous craniopharyngioma cells and promotes tumor cell migration. Mol Med Rep，2017，15（6）：4123-4131.

25. LIU Y，WANG C H，LI D L，et al. TREM-1 expression in craniopharyngioma and Rathke's cleft cyst：its possible implication for controversial pathology. Oncotarget，2016，7（31）：50564-50574.

26. QI S. Craniopharyngiomas-Classification and Surgical Treatment. Vol 4：Frontiers in Neurosurgery；Bentham Science Publishers，2018.

27. 漆松涛 . 膜性概念神经外科学 . 北京：人民卫生出版社，2018.

28. 漆松涛 . 显微神经外科图解及述评 . 北京：人民卫生出版社，2018.

29. 漆松涛 . 颅咽管瘤 . 北京：人民卫生出版社，2018.

30. QI S. Atlas of Craniopharyngioma. New York：Springer，2019.

参考文献

1. MÜLLER H L，MERCHANT T E，WARMUTH-METZ M，et al. Craniopharyngioma. Nat Rev Dis Primers，2019，5（1）：75.

2. GAN H W，MORILLON P，ALBANESE A，et al. National UK guidelines for the management of paediatric craniopharyngioma. Lancet Diabetes Endocrinol，2023，11（9）：694-706.

3. BLAKELEY J O，SHANNON K. Precision oncology for papillary craniopharyngioma. N Engl J Med，2023，389（2）：179-181.

4. JIANG Y，YANG J，LIANG R，et al. Single-cell RNA sequencing highlights intratumor heterogeneity and intercellular network featured in adamantinomatous craniopharyngioma. Sci Adv，2023，9（15）：eadc8933.

5. APPS J R，MULLER H L，HANKINSON T C，et al. Contemporary biological insights and clinical management of craniopharyngioma. Endocr Rev，2023，44（3）：518-538.

6. CUNY T，REYNAUD R，BARAT P，et al. Craniopharyngioma：medico-social support for optimised care. Lancet Diabetes Endocrinol，2023，11（10）：717-718.

7. SIDAWAY P. BRAF plus MEK inhibition effective in papillary craniopharyngioma. Nat Rev Clin Oncol，2023，20（10）：661.

8. RAVEROT G，ILIE M D，LASOLLE H，et al. Aggressive pituitary tumours and pituitary carcinomas. Nat Rev Endocrinol，2021，17（11）：671-684.

9. QI S. Understanding treatment options in craniopharyngioma better. Nat Rev Dis Primers，2020，6（1）：28.

10. BRASTIANOS P K，TWOHY E，GEYER S，et al. BRAF-MEK inhibition in newly diagnosed papillary craniopharyngiomas. N Engl J Med，2023，389（2）：118-126.

11. MÜLLER H L. Reply to：understanding treatment options in craniopharyngioma better. Nat Rev Dis Primers，2020，6（1）：27.

12. MERCHANT T E，HOEHN M E，KHAN R B，et al. Proton therapy and limited surgery for paediatric and adolescent patients with craniopharyngioma（RT2CR）：a single-arm，phase 2 study. Lancet Oncol，2023，24（5）：523-534.

13. HE J，ZENG Z，WANG Y，et al. Characterization of novel *CTNNB1* mutation in craniopharyngioma by whole-genome sequencing. Mol Cancer，2021，20（1）：168.

14. HAMBLIN R，VARDON A，AKPALU J，et al. Risk of second brain tumour after radiotherapy for pituitary adenoma or craniopharyngioma：a retrospective，multicentre，cohort study of 3679 patients with long-term imaging surveillance. Lancet Diabetes Endocrinol，2022，10（8）：581-588.

15. VAN SCHAIK J，SCHOUTEN-VAN MEETEREN A Y N，VOS-KERKHOF E，et al. Treatment and outcome of the Dutch childhood craniopharyngioma cohort study：first results after centralization of care. Neuro Oncol，2023，25（12）：2250-2261.

16. HOFFMAN L M, JAIMES C, MANKAD K, et al. Response assessment in pediatric craniopharyngioma: recommendations from the Response Assessment in Pediatric Neuro-Oncology (RAPNO) Working Group. Neuro Oncol, 2023, 25 (2): 224-233.

17. EDMONSTON D Y, WU S, LI Y, et al. Limited surgery and conformal photon radiation therapy for pediatric craniopharyngioma: long-term results from the RT1 protocol. Neuro Oncol, 2022, 24 (12): 2200-2209.

18. FUKUHARA N, IWATA T, INOSHITA N, et al. Immunohistochemistry or molecular analysis: which method is better for subtyping craniopharyngioma? Endocr Pathol, 2021, 32 (2): 262-268.

19. PRINCE E W, APPS J R, JEANG J, et al. Unraveling the complexity of the senescence-associated secretory phenotype in adamantinomatous craniopharyngioma using multimodal machine learning analysis. Neuro Oncol, 2024, 26 (6): 1109-1123.

20. WANG Y, DENG J, WANG L, et al. Expression and clinical significance of PD-L1, B7-H3, B7-H4 and VISTA in craniopharyngioma. J Immunother Cancer, 2020, 8 (2): e000406.

21. MERCHANT T E, EDMONSTON D Y, WU S, et al. Endocrine outcomes after limited surgery and conformal photon radiation therapy for pediatric craniopharyngioma: long-term results from the RT1 protocol. Neuro Oncol, 2022, 24 (12): 2210-2220.

22. KHADDOUR K, CHICOINE M R, HUANG J, et al. Successful use of BRAF/MEK inhibitors as a neoadjuvant approach in the definitive treatment of papillary craniopharyngioma. J Natl Compr Canc Netw, 2020, 18 (12): 1590-1595.

23. GROSSMAN A, KOSMIN M. Craniopharyngiomas and proton beam therapy:

中国医学临床百家

worth the expense？Lancet Oncol，2023，24（5）：422-423.

24. MU W，LI S，XU J，et al. Hypothalamic Rax$^+$ tanycytes contribute to tissue repair and tumorigenesis upon oncogene activation in mice. Nat Commun，2021，12（1）：2288.

25. GOLDMAN S，POLLACK I F，JAKACKI R I，et al. Phase Ⅱ study of peginterferon alpha-2b for patients with unresectable or recurrent craniopharyngiomas：a Pediatric Brain Tumor Consortium report. Neuro Oncol，2020，22（11）：1696-1704.

26. MAO J，QIU B，MEI F，et al. Interleukin-1α leads to growth hormone deficiency in adamantinomatous craniopharyngioma by targeting pericytes：implication in pituitary fibrosis. Metabolism，2019，101：153998.

27. WANG C，ZHANG H，FAN J，et al. Inhibition of integrated stress response protects against lipid-induced senescence in hypothalamic neural stem cells in adamantinomatous craniopharyngioma. Neuro Oncol，2023，25（4）：720-732.

28. GORELYSHEV A，MAZERKINA N，MEDVEDEVA O，et al. Second-hit APC mutation in a familial adamantinomatous craniopharyngioma. Neuro Oncol，2020，22（6）：889-891.

29. ASA S L，METE O，PERRY A，et al. Overview of the 2022 WHO classification of pituitary tumors. Endocr Pathol，2022，33（1）：6-26.

30. APPS J R，MARTINEZ-BARBERA J P. A promising future for hypothalamic dysfunction in craniopharyngioma. Neuro Oncol，2023，25（4）：733-734.

31. BRAF-MEK inhibition is effective in brafv600e-mutant papillary craniopharyngioma. Cancer Discov，2023，13（9）：1960.

32. BEDDOK A，SCHER N，ALAPETITE C，et al. Proton therapy for adult

craniopharyngioma：experience of a single institution in 91 consecutive patients. Neuro Oncol，2023，25（4）：710-719.

33. KUNKLER A L，LAM B L，SRIDHAR J. En face widefield OCT angiography of MEK inhibitor-associated retinopathy. Ophthalmology，2021，128（7）：1015.

34. MÜLLER H L，TAUBER M，LAWSON E A，et al. Hypothalamic syndrome. Nat Rev Dis Primers，2022，8（1）：24.

35. ASA S L，METE O，EZZAT S. Genomics and epigenomics of pituitary tumors：what do pathologists need to know？Endocr Pathol，2021，32（1）：3-16.

36. Proteomics sharpens brain tumor genomic analysis. Cancer Discov，2021，11（2）：OF2.

37. MÜLLER H L，MERCHANT T E，WARMUTH-METZ M，et al. Craniopharyngioma. Nat Rev Dis Primers，2019，5（1）：75.

38. ASA S L. Challenges in the diagnosis of pituitary neuroendocrine tumors. Endocr Pathol，2021，32（2）：222-227.

39. COY S，LEE J S，CHAN S J，et al. Systematic characterization of antibody-drug conjugate targets in central nervous system tumors. Neuro Oncol，2024，26（3）：458-472.

40. MCCORMACK S E，BLEVINS J E，LAWSON E A. Metabolic effects of oxytocin. Endocr Rev，2020，41（2）：121-145.

41. VAN SCHAIK J，VAN ROESSEL I，SCHOUTEN-VAN M，et al. High prevalence of weight gain in childhood brain tumor survivors and its association with hypothalamic-pituitary dysfunction. J Clin Oncol，2021，39（11）：1264-1273.

42. DISCHINGER U，KÖTZNER L，KOVATCHEVA-DATCHARY P，et al.

Hypothalamic integrity is necessary for sustained weight loss after bariatric surgery: a prospective, cross-sectional study. Metabolism, 2023, 138: 155341.

43. BRINKMEIER M L, BANDO H, CAMARANO A C, et al. Rathke's cleft-like cysts arise from Isl1 deletion in murine pituitary progenitors. J Clin Invest, 2020, 130 (8): 4501-4515.

44. TORRES V A, ASHFORD J M, WRIGHT E, et al. The impact of socioeconomic status (SES) on cognitive outcomes following radiotherapy for pediatric brain tumors: a prospective, longitudinal trial. Neuro Oncol, 2021, 23 (7): 1173-1182.

45. MULE T N, HODGES J, WU S, et al. Social determinants of cognitive outcomes in survivors of pediatric brain tumors treated with conformal radiation therapy. Neuro Oncol, 2023, 25 (10): 1842-1851.

46. GODA J S, DUTTA D, KRISHNA U, et al. Hippocampal radiotherapy dose constraints for predicting long-term neurocognitive outcomes: mature data from a prospective trial in young patients with brain tumors. Neuro Oncol, 2020, 22 (11): 1677-1685.

47. CERBONE M, VISSER J, BULWER C, et al. Management of children and young people with idiopathic pituitary stalk thickening, central diabetes insipidus, or both: a national clinical practice consensus guideline. Lancet Child Adolesc Health, 2021, 5 (9): 662-676.

48. PETRALIA F, TIGNOR N, REVA B, et al. Integrated proteogenomic characterization across major histological types of pediatric brain cancer. Cell, 2020, 183 (7): 1962-1985. e31.

出版者后记
Postscript

科学技术文献出版社自 1973 年成立即开始出版医学图书，50 余年来，医学图书的内容和出版形式都发生了很大的变化，这些无一不与医学的发展和进步相关。"中国医学临床百家"从 2016 年策划至今，感谢 700 余位权威专家对每本书、每个细节的精雕细琢，现已出版作品近 300 种。2018 年，丛书全面展开学科总主编制，由各个学科权威专家指导本学科相关出版工作，我们以饱满的热情迎来了"中国医学临床百家"丛书各个分卷的诞生，也期待着"中国医学临床百家"丛书的出版工作更加科学与规范。

近几年，中国的临床医学有了很大的发展，在国际医学领域也开始崭露头角。以首都医科大学附属北京天坛医院牵头的 CHANCE 研究成果改写美国脑血管病二级预防指南为标志，中国一批临床专家的科研成果正在走向世界。但是，这些权威临床专家的科研成果多数首先发表在国外期刊上，之后才在国内期刊、会议中展现。如果出版专著，又为多人合著，专家个人的观点和成果精华被稀释。为改变这种零落的展现方式，作为科技部主管、中国科学技术信息研究所主办的中央级综合性科技出版机构，我们有责任为中国的临床医师提供一个系统展示临床研究成果的舞台。为此，我们策划出版了这套高端医学专著——"中国医学临床百家"丛书。

　　"百家"既指临床各学科的权威专家，也取百家争鸣之义。

　　丛书中每一本书阐述一种疾病的最新研究成果和专家观点，按年度持续出版，强调医学知识的权威性和时效性，以期细致、连续、全面展示我国临床医学的发展历程。与其他医学专著相比，本丛书具有出版周期短、持续性强、主题突出、内容精练、阅读体验佳等特点。在图书出版的同时，同步通过万方数据库等互联网平台进入全国的医院，让各级临床医师和医学科研人员通过数据库检索到专家观点，并能迅速在临床实践中得以应用。

　　在与作者沟通过程中，他们对丛书出版的高度认可给了我们坚定的信心。北京协和医院邱贵兴院士说"这个项目是出版界的创新……项目持续开展下去，对促进中国临床学科的发展能起到很大作用"。我们感谢这么多临床专家积极参与本丛书的写作，他们在深夜里的奋笔，感动着我们，鼓舞着我们，这是对本丛书的巨大支持，也是对我们出版工作的肯定，我们由衷地感谢作者的支持与付出！

　　在传统媒体与新兴媒体相融合的今天，打造好这套在互联网时代出版与传播的高端医学专著，为临床科研成果的快速转化服务，为中国临床医学的创新和临床医师诊疗水平的提升服务，我们一直在努力！

科学技术文献出版社

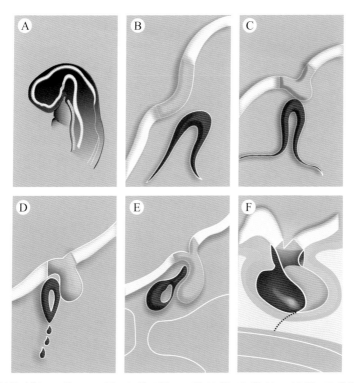

A. 原始胚胎时期；B. 孕 1 ～ 3 周；C. 孕 5 周；D. 孕 12 周；E. 孕 12 ～ 13 周；F. 垂体形成，
黄色为漏斗（神经垂体），红色为 Rathke's 囊（腺垂体）。

彩插 1　神经系统发育模式（见正文 P03）

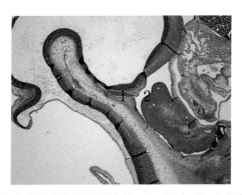

Rathke's 囊不会进入到软膜内部。1.Rathke's 囊；2. 软膜。

彩插 2　胚胎发育 7 周 Rathke's 囊与软膜的关系（见正文 P04）

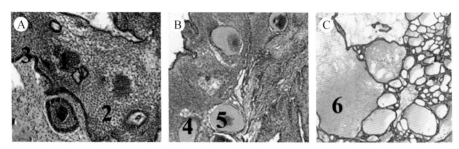

1. 涡轮状细胞；2. 星网状细胞；3. 栅栏样细胞；4. 湿性角化物（鬼影细胞）；5. 钙化；6. 囊变。

彩插 3　成釉上皮型颅咽管瘤病理特点（见正文 P07）

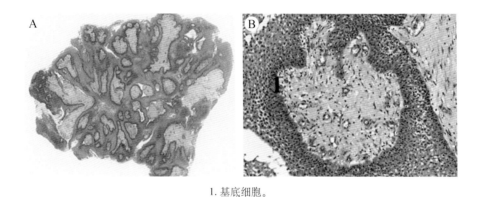

1. 基底细胞。

彩插 4　鳞状乳头型颅咽管瘤病理特点（见正文 P08）

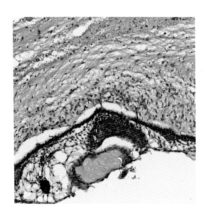

彩插 5　肿瘤与三脑室底壁关系，肿瘤位于软膜外（见正文 P13）

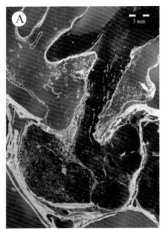
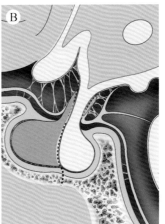

图 B 中蓝色：硬膜；绿色：蛛网膜；黄色：软膜；紫色：室管膜。

彩插 6　垂体柄及结节漏斗部天狼星红染色（见正文 P16）

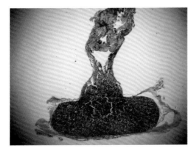

彩插 7　垂体柄冠状位
（见正文 P17）

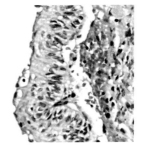

彩插 8　肿瘤位于神经组
织软膜外，软膜完整（见
正文 P19）

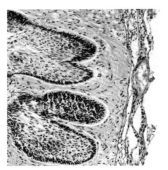

彩插 9　肿瘤突破软膜
（见正文 P19）

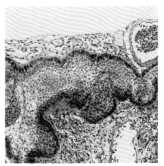

彩插 10　肿瘤突入蛛网膜腔
（见正文 P19）

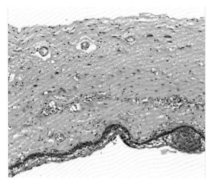
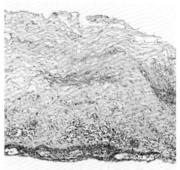

彩插 11　既往被认为是完全三脑室内型的肿瘤，实际位于三脑室室管膜外（见正文 P21）

彩插 12　S 型肿瘤与三脑室底中间存在内层蛛网膜、软膜相隔（非起源点）（见正文 P21）

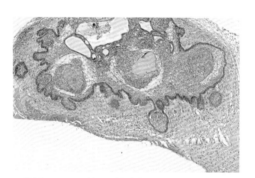

彩插 13　T 型颅咽管瘤与三脑室底的关系（起源点）（见正文 P21）

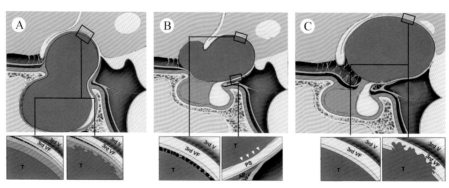

A. Q 型颅咽管瘤；B. S 型颅咽管瘤；C. T 型颅咽管瘤。

彩插 14　Q、S、T 分型颅咽管瘤与下丘脑之间的解剖关系（见正文 P25）

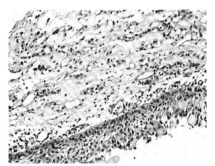

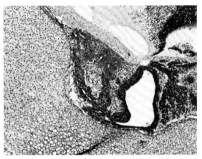

彩插 15　肿瘤细胞与腺垂体细胞平
行推挤见正文 P28）

彩插 16　9～10 周胎儿垂体可见鞍底
残迹于垂体中间叶（见正文 P28）

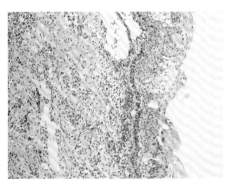

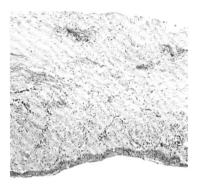

彩插 17　肿瘤与神经垂体关系，神经
垂体部分仍保留软膜（见正文 P29）

彩插 18　Q 型肿瘤与鞍膈粘连紧密，
平行推挤（见正文 P30）

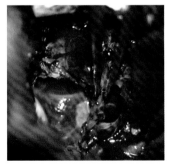

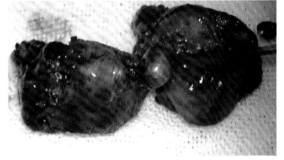

彩插 19　术中寻找 Q 型肿瘤与
垂体囊膜的边界，将鞍内容物完
整切除后保留神经垂体、垂体柄、
三脑室底等结构（见正文 P30）

彩插 20　连同囊膜完整整块全切除
（见正文 P30）

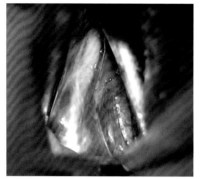
彩插 21　肿瘤与颈内动脉之间有颈内动
　　　　脉内侧膜相隔（见正文 P32）

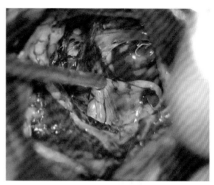
彩插 22　完整切除肿瘤后，周边的膜性结
　　　　构保留（见正文 P32）

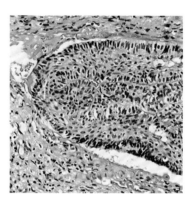
彩插 23　T 型颅咽管瘤即使明显呈卯榫样结构生长，
　　　　但仍位于三脑室室管膜外（见正文 P33）

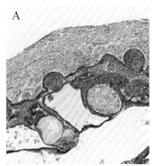
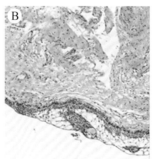
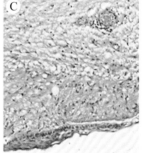

A. 卯榫样（mortise）；B. 地幔样（mantle）；C. 护城河样（moat）。

彩插 24　不同胶质增生带与肿瘤、三脑室底神经组织之间的三种关系（见正文 P34）

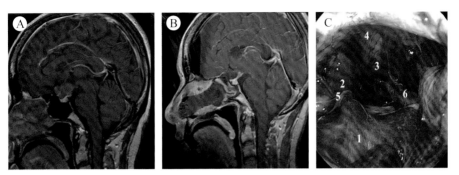

A. 术前 MRI 矢状位；B. 术后 MRI 矢状位；C. 术后鞍区结构：1. 垂体；2. 垂体柄；3. 乳头体；
4. 三脑室底；5. 垂体柄蛛网膜袖套；6. 右侧后交通动脉。

彩插 25　颅咽管瘤全切除后仍保留重要结构的完整性（见正文 P54）

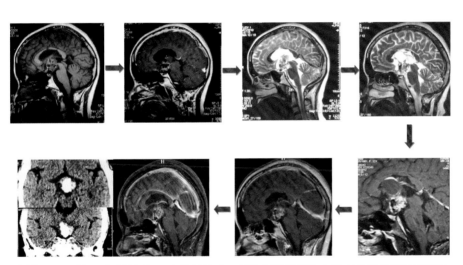

**彩插 26　一例 20 年间接受 10 次放射治疗，最终复发难以生存患者的影像学结果提示
放射治疗后颅咽管瘤仍然进展（见正文 P63）**

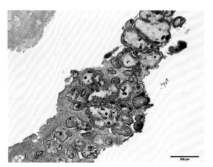

彩插 27　放射治疗后肿瘤组织 HE 染色
形态学变化（见正文 P64）

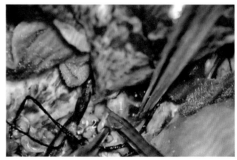

放射治疗引发放射性损伤并加重瘤与周围组织
结构粘连，需全程锐性分离。1.视神经；2.颅咽管瘤。

彩插 28　颅咽管瘤放射治疗后再次手术术中
所见（见正文 P64）

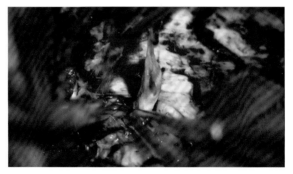

1. Ommaya 管外层包裹纤维肉芽结构；2. 颅咽管瘤。

彩插 29　颅咽管瘤放射治疗后再次手术术中所见（见正文 P66）